FILOSOFÍA E HISTORIOGRAFÍA MÉDICA EN ESPAÑA

ESTUDIOS SOBRE LA CIENCIA : 9

FRANCESC BUJOSA HOMAR

FILOSOFÍA E HISTORIOGRAFÍA MÉDICA EN ESPAÑA

Los supuestos epistemológicos de los historiadores clásicos de la medicina española

CONSEJO SUPERIOR DE INVESTIGACIONES CIENTÍFICAS
MADRID, 1989

CEP de la Biblioteca Nacional (Madrid)

BUJOSA HOMAR, Francesc
Filosofía e historiografía médica en España : los supuestos epistemológicos de los historiadores clásicos de la medicina española / Francesc Bujosa Homar. – Madrid : Consejo Superior de Investigaciones Científicas, 1989. – (Estudios sobre la Ciencia ; 9)
ISBN 84-00-06966-8
1. Medicina-España-Historiografía. 2. Epistemología. I. Consejo Superior de Investigaciones Científicas. II. Título.
61(460) (093) (04)
167

ISBN: 84-00-06966-8
Depósito Legal: M. 31215-1989
Impreso en España. *Printed in Spain.*
GRÁFICAS URPE, S. A., Rufino González, 14 - 28037 MADRID

ÍNDICE GENERAL

Página

Página

PRÓLOGO

Éste, lector, es un prólogo que se pensó se escribiría básicamente para declarar los supuestos de este libro sobre supuestos de otros libros. El tiempo ha hecho necesario, sin embargo, que se convierta en un prólogo para declarar, mejor, las intenciones de este libro sobre las intenciones de otros libros. Me explicaré.

Cuando empecé este trabajo, sobre los supuestos filosóficos de los cuatro historiadores clásicos de la medicina española, lo hice con la creencia de que nuestra disciplina, la historia de la ciencia, podía ser autorreflexiva, es decir, que los mismos esquemas que utilizábamos para entender la evolución de las ideas en las demás ciencias también podían utilizarse para explicar la evolución de los conocimientos en nuestra propia especialidad. Y si los análisis que se habían hecho sobre los supuestos epistemológicos de la obra, por ejemplo, de Harvey, Newton, o Darwin habían sido tan fructíferos, ¿porqué no podían serlo los que se hicieran acerca de la propia obra de los historiadores de la ciencia o, como en este caso, de la medicina? Éste —el de la imitación— constituía, lo digo claramente, el primer y principal motor del trabajo que pretendía hacer. Pero había un segundo, sino tan básico, sí también muy importante. Este segundo motor lo conformaba una personal actitud crítica, que nacía de mi disconformidad con aquellos que afirman que la historia y la filosofía de la ciencia son dos disciplinas completamente independientes. Yo, por el contrario, estaba —y estoy— sumado al carro de los que creen que todo relato histórico se hace, consciente o inconscientemente, desde una determinada doctrina filosófica, y que aquéllos que niegan esta condición a su acercamiento histórico lo hacen bien porque son unos acérrimos partidarios del positivismo —quiéranlo o no, también una doctrina filosófica— bien, lo que quizá sea peor, porque se resignan a escribir para fines recreativos o hagiográficos.

Las dos querencias —la imitativa y la crítica— eran —espero— coherentes y confluían claramente en una: en la de la posibilidad y conveniencia de analizar los supuestos filosóficos, y entre ellos, fundamentalmente, los epistemológicos, con que habían escrito sus historias los cuatro grandes y clásicos historiadores de la medicina española: Antonio Hernández Morejón, Anastasio Chinchilla, José M.ª Guardia y Luis Comenge.

Esta viabilidad y oportunidad de los análisis de los supuestos filosóficos de las obras dedicadas a historiar el pasado médico fue, repito, el punto de partida con el que inicié mi estudio. Pero, como ya advertí al principio, el tiempo fue pasando y con la lectura de estos libros clásicos y de otros, más de moda, descubrí —cuántos mediterráneos, Dios mío— dos cosas muy pertinentes para mi trabajo. La primera, que sólo se escribe —y se lee— cuando es necesario: no suelen existir actos gratuitos en el mundo de las letras. La segunda, que, para entender las acciones de los seres racionales, más importante que saber desde donde se hacen —los supuestos— es conocer para qué se hacen: la intención, el más o menos escondido propósito. El punto de partida inicial fue, en consecuencia, cambiando, lentamente al principio, más aceleradamente al final, hasta que, cuando estaba ya redactando la última parte —la de Guardia—, pensé que se podía aventurar que lo que de verdad estaba detectando en los autores, más que supuestos, más o menos conscientes, eran partidos tomados de antemano y afiliaciones epistemológicas, que se querían defender mediante la retórica del discurso histórico. Los historiadores, por tanto, tampoco en este aspecto eran una excepción y hacían —hacen— lo que, naturalmente, procuran todos los que escriben: utilizar una construcción retórica para defender unas ideas que quieren propagar. Sean, éstas, de tipo político, religioso, científico, filosófico o epistemológico.

Yo ya se que esto dicho así, que la historia ha sido y es una retórica al servicio de intereses epistemológicos, quizá no guste demasiado a los de mi gremio —a los historiadores—, pero tengo la impresión de que podrían atenuar su enfado si les explico que cuando utilizo la palabra retórica no lo hago, en absoluto, en su sentido peyorativo. Nos hemos acostumbrado demasiado a que, entre nosotros, dicha palabra significara el argumento de los que no tienen argumento, el saber decir al servicio de la nada, la técnica de los humanistas, es decir, de los que carecen de técnica, el truco, el sucedáneo, la falsificación, etc. Complementariamente se nos ha asegurado una y otra vez que, frente a los saberes retóricos, están los saberes basados en la objetividad, aquellos que no necesitan de retórica para convencernos de su verdad. Y se nos ha predicado esta idea con tan buena retórica que casi nos convencen. Frente a la retórica política —dicen—, la cruda economía, frente al saber decir de los humanistas, los hechos innegables de las ciencias naturales. Pero cuando nos acercamos a textos de economía o de ciencias naturales y los observamos imparcialmente ¿están limpios, de verdad, de argumentos seductores, de maniobras estilísticas, de razones de autoridad, de solicitudes de confianza? ¿No hay en ellos una retórica, si bien se mira, mucho más dura, agresiva e intimidadora que la que practican los prudentes humanistas? Sí: la retórica —hoy parece difícil negarlo— la encontramos tanto en la poesía como en la juridisprudencia, tanto en la teología como en la mecánica, tanto en la física como en la metafísica: en todos y cada uno de los textos. Admitamos, pues, —admitid, apreciados colegas— que la historia, como todo discurso, está cargada también, lógicamente, de retórica intencionada, y permitidme, por tanto, que utilice este vocablo en el sentido más aséptico posible: en los argumentos que tutti quanti —políticos, historiadores, literatos y científicos— utilizan en su lógico, habitual e, incluso, plausible afán de difundir, propagar e imponer sus ideas.

En todo caso quiero decir claramente que esta reflexión me llevó, en principio, a cambiar radicalmente el enfoque con el que había iniciado mi trabajo. Se trataba de analizar, más que supuestos, intenciones; más que enfoques, maniobras argumentales; más que creencias, intereses... Pero, bien mirado, ¿son, en verdad, cosas distintas los supuestos y las intenciones, las creencias y los intereses, los puntos de partida y los objetivos? Quizá en alguna mente enferma sí, pero —estoy convencido— en la mente de la mayoría de los mortales, no. En éstos existe, afortunadamente, una lógica y confortable identidad entre lo que de verdad se cree y lo que se desea, entre el color de las gafas con que se mira y el color con que desearíamos que se tiñiera el mundo, entre nuestros supuestos y nuestros objetivos, entre nuestras creencias y nuestras conveniencias... Y si esto es así, si existe tal identidad, entonces —afortunadamente— podía salvarse el trabajo ya realizado, que era la redacción, hecha con los supuestos primitivos, de la mayor parte de este libro. Sólo hacía falta recurrir —como hago ahora— a la colaboración del lector rogándole que me prestara —que me preste— hasta el final del texto su desconfianza y, por tanto, donde yo diga supuestos del autor él entienda, más bien, intenciones, y, cuando yo escriba esquema, él imagine plan, y, cuando punto de partida, fin, y, cuando colaboración, conspiración, y así sucesivamente.

Junto a esta primera precisión sobre mis propios supuestos —o intenciones: hemos quedado que era lo mismo— es oportuno hacer una segunda. Consiste, ésta, en precisar lo mejor posible a qué me refiero cuando utilizo la expresión supuestos filosóficos de la historiografía de la ciencia. Diré, con el ánimo de ser breve, que con ello quiero referirme a los supuestos que estudia la filosofía de la ciencia, disciplina que, como es sabido, se ha ocupado tradicionalmente de tres problemas fundamentales: de lo que existe en la naturaleza, de cómo conocemos esto que existe —lo que constituye la epistemología— y de lo bueno o malo —lo conveniente o inconveniente— que es, para nosotros, que esto exista. La filosofía de la ciencia de hoy en día se sigue preocupando básicamente, de los mismos temas aunque, para aumentar su comprensión, ha tenido que ampliar sus horizontes. Y no solamente ha aumentado sus campos de estudio, sino que ha diversificado también sus acercamientos. Nos podemos encontrar, por tanto, ahora, una filosofía de la ciencia de tendencia formal frente a una filosofía de la ciencia de tendencia funcional; una de orientación sintética frente a otra de orientación analítica; una de finalidad descriptiva frente a la de finalidad normativa; la sintáctica, la semántica o la pragmática; la esencialista y la convencional; el normativismo y el reconstructivismo; el instrumentalismo y el referencialismo. Pero en este caso concreto, de los historiadores españoles de la medicina, los supuestos que intentaré analizar en los autores se centrarán, básicamente, en sus ideas acerca de los siguientes puntos: el concepto de ciencia y a su demarcación de otras formas de conocimiento, los métodos de investigación y sus técnicas auxiliares, la inmutabilidad o provisionalidad de las teorías científicas, los modos y maneras —evolutivos o revolucionarios— con que cambian las ideas científicas, las relaciones de las hipótesis científicas con los contextos económicos, sociales, políticos o ideológicos, el criterio de autoridad en el mundo de la ciencia, la idea de progreso científico y los factores que favorecen o entorpecen este progreso, la transmisión y difusión de los saberes científicos, y, por último, las repercusiones que el avance y progreso científico tiene para la sociedad. Esta será, repito, la batería de preguntas que lanzaré a las obras históricas para poder detectar sus supuestos o, lo que es lo mismo —no lo olviden—, sus intereses epistemológicos.

Aclarados mis supuestos —mis intereses— me conviene ahora, antes de que lo hagan otros, explicitar dos importantes incoherencias que existen en mi planteamiento. La primera de ellas nace del evidente anacronismo en el que se incurre al formular a autores del pasado preguntas, como las acabadas de exponer, surgidas en nuestro presente. No, no negaré este claro anacronismo de mi propósito, pero ¿qué trabajo histórico se salva de este defecto? Y los que se salvan, ¿qué interés tienen? La segunda incoherencia deriva de la selección de las obras estudiadas, pues, como es sabido, la mayoría —si no todos— de los autores analizados tenían textos dedicados a la filosofía y al método en medicina y, sin embargo, en este trabajo, que pretende detectar sus supuestos filosóficos, se olvidarán estas obras expresamente epistemológicas y se utilizará exclusivamente su obra histórica. ¿Quién puede negar esta incongruencia? Ni yo, ni nadie. Mi decisión sólo tiene una razón, una excusa: mantener el interés. Quiero decir que, de haber examinado previamente sus obras filosóficas y epistemológicas, mis pesquisas, a través de los largos y prolijos libros historiográficos, hubiera tenido la misma emoción que debe tener para un policía la investigación sobre un caso en el que se cuenta con una pormenorizada y sincera declaración del asesino.

Tras los supuestos y las incoherencias, el plan. El grueso del libro lo forman cuatro capítulos dedicados a cada uno de los cuatro autores: Morejón, Chinchilla, Guardia y Comenge. Creí, sin embargo, conveniente que, con el fin de obtener un mayor consenso semántico con el lector y de que las preguntas que se formulan a los autores clásicos se entendieran de forma más precisa, estos cuatro capítulos fueran precedidos por otros dos. En el primero intentaré ofrecer un apretado resumen de cuál ha sido la evolución histórica de la epistemología científica; en el segundo haré exactamente lo mismo con respecto a la historiografía médica. Son, ¿hace falta decirlo?, estos dos, capítulos elaborados con lecturas de segunda e, incluso, tercera mano, con algunas incrustaciones más de primera, como la dedicada, en la parte de la epistemología, a los modelos de crecimiento y progreso científico.

Me hubiera gustado concluir este prólogo con los preceptivos agradecimientos. No lo hago porque siento vergüenza. Porque existe una gran desproporción: las ayudas y los consejos prestados han sido muy grandes y, lamentablemente, el producto muy menguado. Estoy convencido, por tanto, que, por lo que respecta a mis maestros y colegas, poco honor añadiría a su bien ganado prestigio figurar aquí. Por lo que respecta a mis amigas y amigos, seguro estoy de que no les haría ninguna gracia ver trivializadas —escritas— junto a sus nombres dos palabras que ellos me enseñaron a idolatrar: amor y gracias.

I. LA EPISTEMOLOGÍA CIENTÍFICA

Si para empezar este capítulo, dedicado a la filosofía de la ciencia, centramos nuestro análisis en la tradición europea-occidental, olvidándonos de las culturas primitivas y arcáicas e, incluso, de las grandes culturas orientales, parece obligado iniciar nuestra historia con la figura de Aristóteles [1]. El filósofo griego mantenía que el sabio debe inducir principios explicativos a partir precisamente de los fenómenos que se han de explicar y, después, deducir enunciados acerca de los fenómenos, a partir de las premisas que incluyan estos principios. Toda cosa particular, según Aristóteles, era una unión entre materia y forma. Materia sería lo que hace que un particular sea un individuo único, y forma sería lo que hace que el particular sea un miembro de una clase de cosas similares. El que fueran verdaderas, era uno de los cuatro requisitos extralógicos que Aristóteles exigía a las premisas de las explicaciones científicas. Los otros tres eran que las premisas debían ser indemostrables e indeducibles, conocerse mejor

[1] No son abundantes las historias generales sobre el método científico. Como gran antecedente que hay que citar, sin duda, la conocida *Philosophy of discovery* que Wewell publicó en 1860. Como más cercanas a nosotros podemos citar *L'origen et le developpment de la méthode expérimental* que C. J. Lin publicó en 1931, la *Histoire et avenir de la méthode expérimentale* de René Leclercq, aparecida en 1960, y *The Development of Scientific Method,* de Fowler, publicado dos años más tarde. Nuestro relato está basado, sin embargo, en tres más recientes: la de John Losee (1979), un artículo de L. Laudan (1968), y el libro que este mismo autor publicó en 1977.

que la conclusión y ser causas de la atribución hecha en la conclusión. Según Aristóteles, una explicación adecuada de una correlación o proceso debía especificar cuatro aspectos de lo que constituía su causa: causa formal, causa material, causa eficiente y causa final. El Estagirita afirmó, por último, que el conocimiento científico genuino tenía el rango de verdad necesaria.

Los filósofos de orientación pitagórica creían, por contra, que «lo real» era precisamente la armonía matemática que estaba presente en la naturaleza. El pitagórico comprometido estaba convencido, por tanto, de que en el conocimiento de esta armonía matemática residía la comprensión de la estructura fundamental del universo. No es de extrañar, pues, que muchas veces se haya condenado a Platón por promulgar una orientación filosófica supuestamente perjudicial para el progreso de la ciencia, consistente, según sus detractores, en dejar de lado el estudio del mundo tal como se revela en la experiencia sensible, en favor de la contemplación de las ideas abstractas. Estos detractores de Platón recuerdan reiteradamente los párrafos 529-30 de *La República* donde Sócrates recomienda desviar la atención de los transitorios fenómenos celestes a la pureza intemporal de las relaciones geométricas.

En el siglo I antes de Cristo, Gemino diferenció dos enfoques opuestos, que a nosotros nos interesan particularmente porque luego iban a tener mucha trascendencia, para el estudio de los fenómenos celestes. Uno de ellos —conviene subrayarlo— es el propio del físico, que deduce los movimientos de los cuerpos celestes de sus naturalezas esenciales. El otro es el del astrónomo, que deriva los movimientos de los cuerpos celestes de figuras y movimientos matemáticos preestablecidos.

Con Ptolomeo surgió una importante tradición epistemológica en astronomía según la cual el astrónomo debía construir modelos matemáticos con el exclusivo fin de «salvar las apariencias», pero no debía nunca teorizar sobre los movimientos reales de los planetas. Sin embargo, la atribución de esta visión instrumentalista a Ptolomeo debe ser matizada porque, en una obra posterior al *Almagesto,* en su *Hypotheses Planetarum,* afirmó, en innegable contradicción con lo anterior, que el complicado sistema de círculos revelaba la auténtica estructura de la realidad física.

La sistematización del procedimiento deductivo tuvo sus primeras y grandes figuras en Arquímedes y Euclides, que formularon sistemas de enunciados —que comprendían axiomas, definiciones y teoremas— organizados de tal manera que la verdad de los teoremas se seguía irremediablemente de la aceptada verdad de los axiomas. Para una sistematización deductiva ideal eran precisas, según ellos, tres condiciones. La primera, que los axiomas y los teoremas estuvieran relacionados deductivamente; la segunda, que los propios axiomas fueran verdades evidentes, y la tercera y última que los teoremas concordaran totalmente con las observaciones.

Cuando se estudia la epistemología científica de la Grecia Clásica, aunque se haga de forma tan suscinta como la nuestra, no puede olvidarse, bajo ningún concepto, el importante papel que jugó el atomismo en este asunto. Porque varios aspectos del programa de estos atomistas resultaron, posteriormente, cruciales para la evolución del método y del pensamiento científico. Un aspecto sumamente influyente del atomismo fue, y sigue siendo, la idea que de los cambios observados podían ser explicados haciendo referencia, o siendo reducidos, a procesos que tienen lugar en un nivel de organización más elemental. El ideal de su método era reducir los cambios cualitativos observables por los sentidos a cambios cuantitativos en el nivel atómico, es decir, en partículas extremadamente pequeñas y, en todo caso, invisibles.

Si abandonamos la Antigüedad Clásica y centramos, ahora, nuestra atención en el Período Bajo Medieval, es importante recordar que, a finales del siglo XIII, el amplio Corpus Aristotélico había sido ya traducido. El método de Aristóteles, que veíamos hace poco, fue bautizado, en la Baja Edad Media, por R. Grosseteste como «método de resolución y composición». En la misma época, Roger Bacon hizo la importante sugerencia de que la base factual de la ciencia podía ser aumentada, a menudo, mediante el recurso a la experimentación activa. Propio, también, de esta época medieval fue el desarrollo de los métodos inductivos del acuerdo y de la diferencia. Así, R. Grosseteste propuso, como ejemplo paradigmático, que un buen método de determinar si una hierba tenía o no efecto purgante era examinar numerosos casos en los cuales se administrase la hierba evitando estuviesen presentes otros agentes purgantes. En método del acuerdo fue, sin embargo, formulado esquematicamente por Duns Escoto de la siguiente manera:

caso	circunstancias	efecto
1	ABCD	e
2	AC	e
3	ABEF	e
4	ADF	e

A es causa de e

Complementario de este método del acuerdo, surge el método de la diferencia esquematizado por Guillermo de Ockham de la siguiente forma:

caso	circunstancias	efecto
1	ABC	e
2	AB	no e

C es causa de e

Al hablar de la Edad Media no puede tampoco pasarse por alto la importancia que adquirió el problema de la evaluación de explicaciones rivales. Roberto Grosseteste desarrolló el método de refutación conocido por *modus tollens,* mientras que Guillermo de Ockham afirmó que, de dos explicaciones rivales, había que preferir siempre la explicación más sencilla.

Un trascendental problema epistemológico se presentó en el siglo XVI con la obra de Copérnico. Conviene recordar que dicho problema tenía sus raíces en la antigua dificultad de hacer coherente la física de Aristóteles con la astronomía de Ptolomeo. S. Tomás y Maimónides habían coincidido en la solución: La astronomía sólo tenía por objeto el «salvar las apariencias». Era, no hace falta decirlo, una solución eminentemente instrumentalista. La cuestión, como acabo de decir, volvió a plantearse cuando Copérnico presentó su sistema heliocéntrico, que, evidentemente, era contradictorio con lo que decían las Sagradas Escrituras. Parece, hoy, claro que Copérnico era realista, a pesar de que, en la introducción de su libro, Osiander defendía claramente la versión instrumentalista. Esta dialéctica entre la física aristotélica y el dogma católico, juntos en una parte, y la nueva astronomía, en la otra, estalló de forma mucho más dramática años más tarde en la discusión que sotuvieron el cardenal Belarmino y Galileo. Pièrre Duhem ha defendido, con su acostumbrada inteligencia, que la verdadera ciencia estuvo representada, contra lo que muchos creen, por la tesis de Belarmino. Seguramente porque Duhem, al igual que Belarmino, es católico e instrumentalista. Tenga o no razón Duhem, lo que sabemos hoy es que Galileo tampoco era un radical esencialista, sino que creía que la física debía tratar exclusivamente sobre las cualidades primarias como forma y tamaño, número, posición y cantidad de movimiento, es decir, aquellas que sufren una variación cuantitativa sistemática en relación a una escala. Excluyó, en consecuencia, las explicaciones teleológicas del ámbito del discurso permisible en física. Es necesario aclarar también que, aunque es indudable que en algunos puntos epistemológicos Galileo se opuso a Aristóteles, esta oposición se ha exagerado enormemente. Galileo aprobaba plenamente la posición de Aristóteles de que los principios explicativos debían inducirse de los datos de la experiencia sensible. Las puntualizaciones de Galileo sobre el procedimiento científico iban dirigidas, más que a Aristóteles, a los practicantes de un falso aristotelismo que preferían los principios aristotélicos a la experiencia.

Un recuerdo a la historia de la epistemología científica, por somero que sea, no puede dejar de lado la figura de Francis Bacon. Hay que decir, ante todo, que Bacon ha sido —y es— una figura enormemente controvertida, que ha sufrido muy distintas valoraciones según las épocas. Por otra parte, en relación con Bacon, tampoco se puede ocultar que hay algunos aspectos, como las influencias que recibió de Aristóteles o de Roger Bacon, que no estan suficientemente aclaradas. Tampoco estan estudiadas cuestiones como el camino por el cual Bacon se convirtió en un guía para la Royal Society o si tuvo, o no, influencia sobre la obra de Newton. Se puede afirmar, sin embargo, que hay acuerdo general en admitir que el propio Bacon no enriqueció a la ciencia mediante ejemplos concretos del método que profesaba y que fueron sus grandes dotes literarias las que le capacitaron para expresas sus ideas de modo tan eficaz y seductor que muchos estudiosos no han dudado en atribuirle un papel absolutamente primordial en la revolución científica, aunque quizá, su originalidad no fuera excesiva. Fue, posiblemente, más un vanguardista que un innovador. Por lo que respecta al propio método científico, hay que decir que Bacon aceptó de manera general el de Aristóteles aunque lo sometió a profundas críticas. Respecto a la etapa inductiva dijo que Aristóteles y sus seguidores llevaban a cabo la recolección de datos de forma azarosa y acrítica, y que generalizaban demasiado imprudentemente. Respecto a la etapa deductiva, Bacon aseveró que los aristotélicos no habían conseguido definir adecuadamente conceptos tan importantes como «atracción, generación, elemento pesado y húmedo».

La figura contrapuesta a Bacon fue, en cierta medida, René Descartes, que se adhirió al ideal de Arquímedes de una jerarquía deductiva de proposiciones. Descartes argumentó que un ser perfecto, como Dios, no crearía, como muchos creían, al hombre de tal modo que sus sentidos y su razón le engañasen sistemáticamente y que, por tanto, podíamos fiarnos tanto de unos como de otra. El filósofo francés distinguía entre aquellas «cualidades primarias» que todo cuerpo debe poseer para ser un cuerpo y las «cualidades secundarias» —colores, sonidos, sabores, olores— que existen sólo en la experiencia perceptiva del observador. La cualidad primaria por excelencia era la extensión. El vacío, en consecuencia, no podía existir. La consideración cartesiana de la ciencia combinaba básicamente los puntos de vista de Arquímedes, de los pitagóricos y de los atomistas. Para Descartes, el ideal de la ciencia debía consistir, como ya dijimos, en una jerarquía deductiva de proposiciones, cuyos términos descriptivos hicieran referencia a los aspectos estrictamente cuantificables de la realidad, a menudo en un nivel submacroscópico. Conocido es que, para el francés, todo movimiento estaba causado por un choque o por una presión y que, según él, la experimentación tenía como objetivo primordial proporcionar el conocimiento de las condiciones en que tenían lugar los acontecimientos.

El inglés John Locke sostuvo que un abismo epistemológico insalvable separaba el «mundo real» de los átomos, del de las ideas que construimos con nuestra experiencia. Recomendó, por tanto, para la ciencia, una metodología baconiana de correlación y exclusión, basada en la recopilación de vastas historias naturales, e insistió en que lo más que se puede conseguir en la ciencia es una colección de generalizaciones sobre la asociación y sucesión de fenómenos. Locke creía firmemente que eran los movimientos de los constituyentes atómicos de la materia los que daban lugar a nuestras ideas de los colores y sabores, aún cuando no pudiéramos llegar a saber de que forma exacta tenía, esto, lugar.

Si el recuerdo que hacemos pretendiera ser más exhaustivo, sin duda antes de referirnos a Newton deberíamos hacer mención de figuras tan significativas como Boyle, Hooke, Gilbert, Hobbes, Barrow, o los conocidos médicos Harvey, Sydenham y Borelli. No es esta nuestra pretensión ni nuestra posibilidad, como ya ha quedado claro anteriormente. Se impone, pues, irremediablemente una dura selección, que empezará haciendo referencia a Newton.

Isaac Newton se ha convertido, con razón, en un auténtico clásico de la filosofía de la ciencia. No puede, en consecuencia, extrañar que su insistencia en que el filósofo natural debía basar sus generalizaciones en un examen cuidadoso de los fenómenos sea archiconocida. Newton se refería a su procedimiento inductivo-deductivo como el «método de análisis y síntesis», y destacó insistentemente la necesidad de la confirmación experimental de las consecuencias deducidas por síntesis, enfatizando, al mismo tiempo, lo valioso que era deducir consecuencias que fueran más allá de los elementos de juicio inductivos originales. Declaró, también repetidas veces, que en «filosofía experimental» las proposiones particulares se infieren a partir de los fenómenos, y después se generalizan mediante la inducción. Junto a este método, básicamente inductivo, el inglés desarrolló un método más deductivo, cuya primera etapa era la formulación de un sistema axiomático. La segunda etapa de este método deductivo consistía en especificar un procedimiento para correlacionar los teoremas del sistema axiomático con las observaciones. La tercera etapa la constituía la confirmación de las consecuencias deductivas del sistema axiomático empíricamente interpretado.

Como podemos ver, Newton propuso, y practicó, dos teorías

del procedimiento científico: el método de análisis y síntesis, y el método axiomático. Newton coincidía con Galileo en que el objeto propio de la física eran las facultades primarias. Pretendía, en consecuencia, restringir el contenido de su filosofía experimental a enunciados sobre cualidades manifiestas, a teorías derivadas de estos enunciados, y a interrogantes que guiasen las investigaciones posteriores. Es importante señalar, porque su ignorancia ha llevado a importantes confusiones, que el uso neutoniano de los términos *theoria e hypothesis* fue distinto del uso actual. Newton aplicaba el término *theoria* a relaciones invariantes entre términos que designan cualidades manifiestas. Las hipótesis eran, por el contrario, enunciados sobre términos que designan cualidades ocultas para las que no se conocen procedimientos de medida. Solo así se entiende su famosa frase de «*hypothesis non fingo*».

Por lo que se refiere al siglo XVIII hay que decir, en primer lugar, que no existe, en toda esta centuria, una obra que pueda considerarse como paradigmática respecto al problema del método científico, y que, si por algo habría que caracterizar este siglo, es por el triunfo y consolidación del inductivismo de F. Bacon y Newton. Entre los grandes defensores del inductivismo estuvo el conocidísimo Boerhaave. Dos autores de esta centuria ilustrada merecen, sin embargo, sobre otros, nuestra atención: Hume y Kant. Conocidas son las reformulaciones que David Hume realizó para los conceptos de ley, causalidad e inducción. Según Hume, incluso si nuestras facultades fueran adecuadas para penetrar en la arquitectura interna de los cuerpos, no conseguiríamos el conocimiento de la conexión necesaria entre los fenómenos; lo más que podríamos aspirar a aprender sería que ciertas configuraciones y movimientos de los átomos han estado constantemente unidos a ciertos efectos macroscópicos. Esta negación de la posibilidad de un conocimiento de la causalidad necesaria en la naturaleza la basó, Hume, en tres premisas explícitamente establecidas. La primera es que todo conocimiento puede subdividirse en dos categorías mutuamente excluyentes: «relaciones entre ideas» y «cuestiones de echo»; la segunda, que todo conocimiento de las cuestiones de hecho nos viene dado en, y surge de, impresiones sensibles; y la última, que un conocimiento de la causalidad necesaria de la naturaleza presupondría el conocimiento de la conexión necesaria entre sucesos.

La figura de Inmanuel Kant no está relacionada directamente con el problema que nos ocupa, el de la epistemología científica. Sin embargo, su obra dedicada a la epistemología general tuvo tan importante repercusión en todos los campos epistemológicos que debemos intentar resumirla en unas pocas líneas. Kant sostenía que las impresiones sensibles proporcionaban la materia prima para el conocimiento empírico, pero que el propio sujeto cognoscente era el responsable de la organización estructural y relacional de esta materia prima. Señaló tres etapas en la organización cognoscitiva de la experiencia. En la primera las sensaciones no estructurales se ordenan con respecto al espacio y al tiempo (las «formas de sensibilidad»). En la segunda, las percepciones así ordenadas se relacionan por medio de conceptos tales como unidad, sustancialidad, causalidad y contingencia (cuatro de las doce «categorías de entendimiento»). En la tercera, los «juicios de la experiencia» ya formados se organizan en un sistema único de conocimientos mediante la aplicación de los principios reguladores de la razón. Como vemos, en la teoría del conocimiento de Kant, la razón —la facultad de la razón— prescribe al entendimiento ciertas reglas preestablecidas para la ordenación de los juicios empíricos.

Otro aspecto de la obra de Kant que resulta de sumo interés para la epistemología científica es su afirmación de que se tenía que estudiar la naturaleza como si estuviera intencionalmente organizada por un ser superior. Kant especificó más el significado de este principio de comprensión formulando una lista de presuposiciones que, creía, eran consecuencia inmediata de este principio: 1.ª) Que la naturaleza toma siempre el camino más corto *(Lex parsimonia)*. 2.ª) Que la naturaleza no da saltos *(Lex continui in natura)*. 3.ª) Que en la naturaleza existen sólo un pequeño número de tipos de interacción causal. 4.ª) Que en la naturaleza existe una subordinación de especies y géneros que nos es comprensible. 5.ª) Que es posible incorporar especies bajo géneros progresivamente más amplios. Es, pues, evidente que Kant fue teleologista, pero, al redisponer la teleología al nivel de la actividad reguladora de la razón, consiguió la integración de la orientación teologista con la visión mecanicista. Este había sido precisamente el matrimonio que Leibniz había perseguido con tanto ahinco.

Un estudio ambicioso de la epistemología científica del siglo XIX no debería olvidar las figuras de A. Comte, y su afirmación de que la ciencia tiene como objetivo primordial el descubrimiento de leyes descriptivas de los fenómenos, de John Herschel, que formuló lo que después se conocería como *Mill's canons of induction;* de Apelt, quién, desde posiciones kantianas, criticó el inductivismo; de Claudio Bernard, quien, a pesar de su mentalidad positivista, admitió el papel de las ideas a priori; de Jevons, propugnador del método probabilístico, que argumentó que la esencia de la inferencia inductiva consistía en una aplicación inversa de la teoría clásica de la probabilidad; de Peirce, que trabajó sobre la inducción y la hipótesis de la probabilidad; ni las importantes repercusiones epistemológicas de la obra de Darwin, Mendeleev o Schleiden. Nosotros, vamos, sin embargo, a centrar nuestro estudio, de pretensiones, como ya dijimos, muy modestas, en dos figuras; y en dos figuras tan contrapuestas como Whewell y Stuart Mill.

William Whewell buscó la base de su sistema epistemológico en una amplia y profunda exploración de la historia de la ciencia. Concibió el progreso científico como una unión afortunada de hechos e ideas, y tomó la polaridad existente entre hecho e idea como principio metodológico básico para la interpretación de la historia de la ciencia. Whewell definió al hecho como cualquier porción de conocimiento que forma la materia prima para la formulación de leyes y teorías. Llamó ideas a los principios racionales que ponen los hechos en relación, y se adhirió a las tesis de Kant, de que las ideas son prescritas a, y no derivadas de, las sensaciones. Incluyó, en el grupo de las ideas, nociones generales como espacio, tiempo, y causa, e ideas básicas de las ciencias particulares como «afinidad electiva» en química, las «fuerzas vitales» en biología, o los «tipos naturales» en taxonomía. Whewell admitía que no podía haber un «hecho puro» aislado de las ideas y que incluso los hechos más simples llevaban consigo algo de la naturaleza de las teorías.

El patrón del descubrimiento científico, para Whewell, podía ser esquematizado así, en lectura de abajo a arriba:

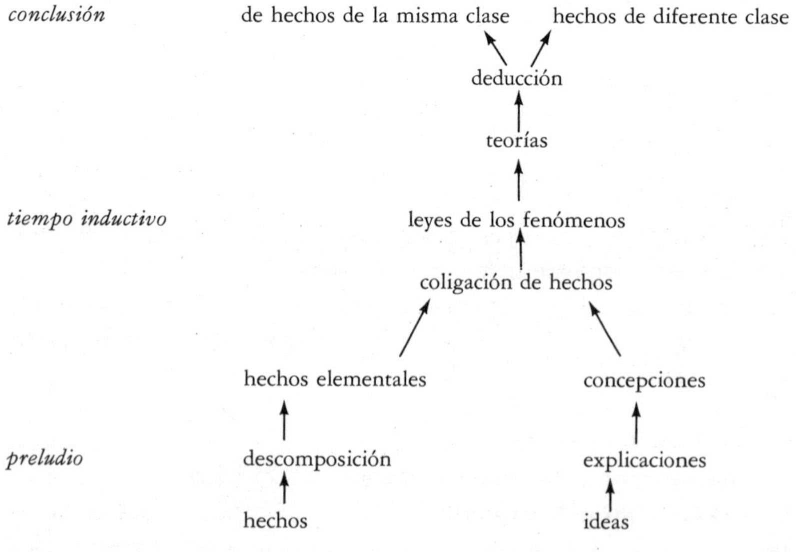

Whewell sostenía que la inducción no era un procedimiento para probar proposiciones, sino, básicamente, un proceso de descubrimiento. El examen de la historia de la ciencia le convenció de que la coligación de hechos se conseguía a través de la intuición creadora de los científicos y no mediante la aplicación de reglas inductivas establecidas. La tesis nuclear de Whewell acerca de la inducción era que, por suerte o por desgracia, el proceso de descubrimiento no podía ser reducido a reglas.

Whewell comparó el desarrollo evolutivo de una ciencia con la confluencia de los afluentes que van formando un río. Y proponía el siguiente esquema:

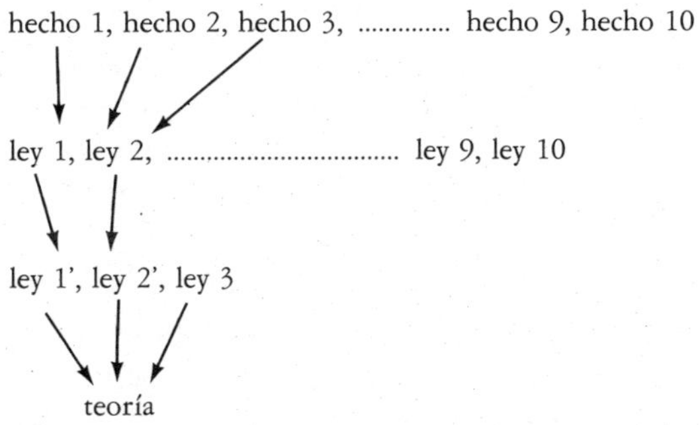

Whewell mantenía, también, que el carácter necesario de las leyes fundamentales de la naturaleza derivaba de su relación con aquellas ideas que son condiciones necesarias a priori del conocimiento científico.

En oposición a Whewell, John Stuart Mill defendió que el inductivismo era un método que abarcaba tanto el contexto del descubrimiento como el de la justificación. Los métodos inductivos, según Stuart Mill, eran, básicamente, cuatro: acuerdo, diferencia, variaciones concomitantes y residuos. Pero pronto se dio cuenta de que era casi imposible que dos casos que difirieran respecto a la ocurrencia de un fenómeno difirieran también en una sola circunstancia; por eso Mill admitía que la utilidad de la diferencia como método de descubrimiento exigía que se especificase sólo un pequeño número de circunstancias, lo que implicaba irremediablemente hacer de forma previa —a priori— una hipótesis acerca de qué circunstancias podían ser relevantes para la aparición de un fenómeno dado. Respecto a limitación del método del acuerdo, Mill dijo que dicha limitación surgía de la posibilidad de la pluralidad de causas o causalidad múltiple. Cuando existía causalidad múltiple podían ocurrir dos circunstancias distintas: que hubiera cohexistencia mutua de efectos separados o que se entremezclasen los efectos. En este último caso podía pasar que hubiera una composición de causas, como en el caso de la dinámica, o que resultasen efectos de diferente clase. Mill reconoció, en consecuencia, que para la causalidad múltiple se tenía que recurrir al método deductivo y diseñó un método que contaba de tres etapas: 1.ª) La formulación de un conjunto de leyes. 2.ª) La deducción de un enunciado sobre el efecto resultante a partir de una determinada combinación de estas leyes y 3.ª) La verificación experimental. Mill sostenía, por último, que la función de la lógica inductiva era proporcionar reglas para la valoración de proposiciones sobre el nexo causal, e insistía en que una relación causal era básicamente una secuencia, invariable e incondicionada, de acontecimientos.

El empirismo de John Stuart Mill y el positivismo de Augusto Comte fue seguido por autores como Spencer, Haeckel, Avenarius y, sobre todo —sobre todos—, Ernst Mach. Este último afirmó que las sensaciones no eran ni físicas ni psíquicas sino elementos neutrales que figuraban tanto en la constitución del sujeto como del objeto; los hechos —afirmó— eran agrupaciones relativamente estables de sensaciones conectadas y dependientes unas de otras. El conocimiento, según Mach, estaba motivado fundamentalmente por intereses económicos, ya que su finalidad era la progresiva adaptación del organismo humano a su entorno.

Este sensualismo de Mach estuvo íntimamente imbricado con el atomismo lógico de Bertrand Russell y Ludwig Wittgenstein. Según este último, las proposiciones del lenguaje podían ser reconstruidas como complejos funcionales de componentes atómicos. Las proposiciones atómicas —decía— corresponden a hechos atómicos. Estas ideas tuvieron una trascendental influencia en el positivismo lógico de los constituyentes del Círculo de Viena —M. Schlick, R. Carnap, O. Neurath y F. Weismann— o de sus simpatizantes como H. Reichenbach, C. G. Hempel, E. Nagel y A. J. Ayer. Todos ellos contribuyeron de forma decisiva a que el positivismo lógico se convirtiera, a partir de los años treinta, en la doctrina epistemológica predominante, tanto en el mundo de la Filosofía de la Ciencia como en el de la propia práctica científica.

Sin embargo, las propuestas del positivismo lógico han recibido en los últimos cincuenta años gran cantidad de críticas. Los nombres de N. R. Hanson, S. Toulmin, T. Kuhn, P. K. Feyerabend, R. Harré o J. Habermas constituyen sólo una muestra del extenso grupo de filósofos que han demostrado las numerosas incongruencias de esta doctrina epistemológica. La primera de estas incoherencias —han asegurado— resulta de la clara imposibilidad de hacer observaciones asépticas, es decir, sin influencia de alguna teoría. Se quiera o no —han afirmado—, nuestras observaciones de la realidad están condicionadas por nuestros supuestos y nuestras perspectivas. La segunda incoherencia surge —continuan— cuando se intenta un acuerdo sobre el número de observaciones necesarias para poder inducir leyes. Dicho con un socorrido ejemplo: ¿Cuántos cisnes blancos son necesarios observar antes de poder concluir que todos los cisnes son blancos? No existe para esta pregunta una respuesta que pueda poner de acuerdo a todo el mundo. La tercera crítica que se hace al positivismo lógico es que la lógica, aunque sea necesaria para obtener las conclusiones, no garantiza, desgraciadamente, la verdad de las premisas. La verdad de una premisa obtenida por inducción sólo puede probarse con una nueva inducción dando lugar a un auténtico círculo vicioso sin posible solución.

Así, aunque el positivismo lógico sigue siendo el supuesto epistemológico básico con que trabajan hoy en día la mayoría de los científicos, dentro la comunidad de filósofos de la ciencia la pretensión de justificar el inductivismo ha sido, por imposible, ya ampliamente abandonada y sustituida por problemas mucho más abordables. Dos, fundamentalmente: el estudio de la estructura de las teorías científicas, y la formulación de modelos de cambio y progreso científico. A esta segunda cuestión dedicaremos las siguientes páginas.

Sin embargo, lógicamente, antes de ordenar los distintos modelos, se debería demostrar la existencia del cambio en las teorías científicas. La empresa no resulta, en verdad, difícil e, incluso, es posible afirmar que no hay en el mundo ningún fenómeno que cambie tan rápidamente y tan aparatosamente como la ciencia, a pesar de que entre los científicos se encuentran una gran proporción de lo que, desde otros criterios, nadie dudaría en llamar mentes conservadoras. Para probar este cambio basta observar las citas de los artículos científicos para ver que, incluso en las ciencias más tradicionales, la vida media de la literatura apenas alcanza los diez años [2]. Mientras que es habitual que un filósofo actual siga leyendo a Platón o Descartes, o que un literato lea a Cervantes, Shakespeare o Quevedo, es una auténtica rareza encontrar a un médico que lea a Galeno, a Broussais o a Laennec o a un científico que dedique su tiempo a Galileo o a Newton. Creo que es fácil, pues, llegar al acuerdo general de que las ideas científicas envejecen y cambian. El problema es otro. El problema consiste precisamente en saber cómo cambian estas ideas, cómo envejecen, por qué son sustituidas

[2] R. E. Burton; R. W. Kebler (1960); E. Garfield (1970); D. D. S. Price (1970); J. M.ª López Piñero (1972).

por otras, cómo son rechazadas las antiguas, cómo se impone una nueva teoría: en el fondo, a qué ley y, si no es posible hablar de ley, a qué modelo podemos comparar esta dinámica. Este es, insisto, a mi juicio, uno de los principales asuntos que tiene planteado la actual filosofía de la ciencia.

Y, si a lo anterior nos referimos, creo que los modelos de cambio y progreso científico hasta ahora formulados pueden clasificarse básicamente en dos grandes grupos: en el primero estarían aquellos modelos que no son aplicables a todas las épocas, porque presuponen eras radicalmente distintas, y en el segundo, por el contrario, aquellos modelos que, sí, son aplicables a todas las épocas [3]. Dentro del primer grupo haré mención del modelo positivista de A. Comte, del filósofo, también francés, Bachelard y, por último, del desarrollado por los marxistas. Dentro del segundo grupo —los aplicables a todas las épocas— puede hacerse, a su vez, una clasificación entre modelos discontinuistas, cuya principal muestra es, sin duda, el de T. Kuhn, continuistas, de los cuales expondremos los de I. Lakatos y K. Popper, y eclécticos, el más importante de los cuales es el formulado por Larry Laudan.

Sin duda, el más antiguo y conocido de estos modelos es el que formuló la primera mitad del siglo pasado A. Comte [4]. El padre del positivismo dijo que se podía estudiar la evolución del pensamiento humano dividiéndola en tres grandes etapas. En la primera, llamada teológica, los hombres explicaron los fenómenos naturales recurriendo al poder de seres sobrenaturales; en la etapa metafísica —la segunda— las fuerzas sobrenaturales fueron reemplazadas por otras, de carácter abstracto; se entró, por fin, en la tercera etapa, la científica, cuando el pensamiento humano abandonó la búsqueda de causas primeras y fuerzas esenciales, y la investigación se volvió puramente fenomenológica y nomoló-

[3] Cfr. G. Bohme (1977).

[4] A. Comte (1830-1842) y (1975).

gica. Según Comte, los avances de las diversas ciencias dependían de los avances de otras ciencias en una sucesión que seguía el siguiente orden:

aritmética → geometría → astronomía → mecánica → química → biología → sociología.

En la misma línea de Comte, Gaston Bachelard [5] ha distinguido tres etapas o estadios en el desarrollo de la ciencia, y ha afirmado que el paso de una etapa a otra se hace mediante auténticos saltos epistemológicos. Los tres estados del desarrollo científico son —según Bachelard— el estado precientífico, que comprende desde la Antigüedad Clásica hasta el Siglo XVIII inclusive, el estado científico, que estaba en preparación a finales del siglo XVIII y que se extiende hasta finales del Siglo XIX y principios del XX, y, finalmente, el estado del nuevo espíritu científico, que empieza en 1905, cuando Einstein expone su teoría especial de la relatividad.

Por lo que respecta al marxismo, es necesario aclarar, en primer lugar, que en la obra de Marx y Engels se encuentran muy escasas referencias al tema que nos ocupa. La más directamente relacionada es un párrafo, de Engels, que en cierta manera podría considerarse como un precursor de la ley de Price. «Pero a partir de entonces —dice Engels— se operó a pasos agigantados el desarrollo de la ciencia y puede decirse que este desarrollo se ha intensificado proporcionalmente al cuadrado de la distancia (en el tiempo) que lo separa de su punto de partida» [6]. Para dar noticia del modelo marxista debemos utilizar, en consecuencia, más que a Marx y Engels, a los marxistas posteriores. En nuestro caso utilizaremos básicamente los esquemas de Wolkow [7]. Cuando

[5] G. Bachelard (1977), p. 7.

[6] F. Engels (1973-1974), p. 46.

[7] G. N. Wolkow (1969).

se estudia el citado modelo marxista es importante recordar dos nociones básicas del esquema del materialismo dialéctico. En primer lugar, que la ciencia no es independiente, sino un aspecto más, del desarrollo social, y, en segundo, que el desarrollo científico debe ser directamente relacionado con los cambios específicos de función social. Los marxistas dicen que, teniendo en cuenta estas premisas, se pueden distinguir tres épocas básicas en el desarrollo científico. La primera fue aquella en que la función principal de la ciencia era la generación de una cosmología. La ciencia pertenecía, por tanto, de lleno a la ideología, la cual, estaba fundamentalmente al servicio del mantenimiento de los privilegios de la clase dominante. La segunda etapa coincidió con el momento de la revolución industrial y, en ella, la función principal de la ciencia fue el desarrollo y aumento de la riqueza material. En esta segunda etapa la ciencia todavía no era una fuerza productiva independiente, sino que aún tenía que confiar en, y colaborar con, la labor de los trabajadores. En consecuencia, dos tendencias contrapuestas caracterizaron la ciencia de este segundo período. La primera fue que, mediante su transformación en máquinas, la ciencia se convirtió en una auténtica fuerza de producción y, por tanto, colaboró con la clase obrera. La segunda, que la ciencia como labor intelectual e ideológica siguió estando en conflicto con la clase trabajadora. La tercera etapa —la actual— es la llamada, por los comunistas, revolución científico-técnica. En ella, la ciencia se ha convertido ya en una fuerza de producción directa que va reemplazando la fuerza del hombre. Las industrias, en esta tercera etapa, dependen absolutamente de la ciencia, y el objetivo principal de ésta consiste en la perfección tanto del hombre, desde el punto de vista biológico, como de su entorno natural.

Vistos los modelos —el positivista, el de Bachelard y el del materialismo dialéctico— que establecen etapas radicalmente distintas entre sí, vamos a pasar a estudiar algunos ejemplos de los modelos que, por el contrario, intentan dar una interpretación válida para toda la evolución de la historia de la ciencia y que niegan, por tanto, la existencia de períodos radicalmente distintos. Como dijimos anteriormente estos modelos válidos para todas las épocas pueden dividirse en dos grandes grupos: los continuistas y los discontinuistas, con un grupo intermedio que participaría de las características de ambos. Es importante que digamos ya que los modelos discontinuistas se caracterizan por ser irracionalistas, externalistas e historicistas, mientras que los continuistas son racionalistas, internalistas y no historicistas.

Sin duda, el más conocido de los modelos discontinuistas es el que, en 1962, propuso T. S. Kuhn [8]. La obra de Kuhn ha tenido una enorme repercusión y este autor ha tenido y sigue teniendo, quizá, el mejor y, sin duda, el más objetivo honor que se puede sustentar: el de acumular el máximo número de citas tanto en el campo de la historia como el de la filosofía de la ciencia. En apretado resumen, la propuesta de Kuhn consistía —consiste— en afirmar que la ciencia se organiza en torno a unas ideas básicas y ejemplares que sirven de núcleos de cristalización y que él ha denominado paradigmas; que la ciencia normal y habitual es aquella que transcurre en un período en el que todo el mundo acepta el paradigma y en el que el científico se dedica a resolver los pequeños rompecabezas que le presentan algunas determinadas zonas de la realidad; que, con el tiempo, esta especie de iceberg, que es la ciencia, empieza a sufrir erosiones que van agrandándose hasta dar lugar a un período de crisis en que se empieza a perder la fe en el paradigma; a este período de crisis le sucede un período revolucionario en el que existen diversas tentativas de imponer nuevos paradigmas, acabándose este período de revolución cuando, por razones distintas a la lógica, uno de estos paradigmas es aceptado mayoritariamente por la comunidad cien-

[8] A partir de la publicación original (1962), Kuhn ha expuesto, aclarado y publicado su tesis en multitud de artículos. A nosotros nos parecen particularmente útiles los de (1968), (1972), (1975a), (1975b), (1977a) (1977b), (1977c).

tífica y se vuelve a instaurar un período de ciencia normal en torno a este nuevo paradigma.

No es preciso insistir sobre el esquema que acabamos de resumir: es de sobra conocido. Si me parece, sin embargo, importante precisar cuáles son, en el modelo de Kuhn, los trabajos científicos que se llevan a cabo dentro del período de la ciencia normal y cuáles son las condiciones para que una idea o teoría se convierta en paradigma. Tres son, según Kuhn [9], los trabajos que los científicos realizan en un período de ciencia normal: la determinación de hechos significativos, la confrontación de los hechos con la teoría y, por último, la articulación de la teoría. Por lo que respecta al segundo asunto, a las condiciones para que una idea o un descubrimiento se conviertan en un auténtico paradigma, se pueden concretar, según Kuhn [10], en: 1.ª) Que otorgue al científico una base para creer que el fundamento de su campo de trabajo está bien establecido. 2.ª) Que ofrezca un criterio para escoger problemas. 3.ª) Que proporcione instrumentos para resolver esos problemas. Me interesa, finalmente, subrayar cuáles son, según mi modo de ver, las principales consecuencias de este famoso modelo. La primera es que su concepto relativista de progreso científico ha dado a la historia y a la filosofía de la ciencia una dimensión irremediablemente sociológica. La segunda que, a partir de Kuhn, el desarrollo científico ya no puede ser denominado realmente progreso. Supone, por tanto, una nueva versión del historicismo. La tercera y última es que, si se acepta el modelo de Kuhn, hay que aceptar también, sin discusión, que los factores externos a la propia ciencia juegan un papel primordial en el desarrollo científico.

Frente al modelo discontinuista de T. Kuhn nos encontramos con los continuistas, racionalistas y no historicistas de K. Popper

[9] Cf. G. Bohme (1977), p. 323.

[10] Cf. G. Bohme (1977), p. 323.

e I. Lakatos. Aunque sea por orden inverso al de aparición, expondremos, primero, el de Imre Lakatos para pasar, después, al de su maestro, Karl Popper.

La propuesta del, no hace mucho, fallecido Lakatos [11] era la de considerar a las teorías científicas como si fueran, básicamente, programas de investigación. En toda teoría científica se podía distinguir —decía Lakatos— un núcleo, que llevaba implícita una heurística negativa, y un cinturón protector que, posee una heurística positiva. Lakatos utilizó la expresión heurística negativa en un doble sentido. Por un lado quería significar que el núcleo de las teorías científicas indica cuáles son los caminos por donde no debe intentarse encontrar soluciones o respuestas a los problemas científicos, pero, por otro, que en el núcleo se encuentran aquellos postulados que no pueden ser desmentidos por el contraste con la realidad. Por el contrario, con la denominación heurística positiva, la propia del cinturón de protección, Lakatos quería significar que era precisamente a este cinturón a quien correspondía indicar los caminos y adaptarse lo suficiente para poder dar respuesta a los problemas científicos que se tenían planteados. La combinación lógica —dijo Lakatos— de las tesis del núcleo y del cinturón protector permitía predecir la existencia de hechos todavía no comprobados. Y, así, se dice que un programa de investigación progresa mientras sucede que su crecimiento teórico se anticipa a su crecimiento empírico, es decir, mientras continue prediciendo hechos nuevos con algún éxito. A esto llamó, Lakatos, cambio progresivo de la problemática. Un programa, por contra, era —es— regresivo si su crecimiento teórico se retrasa con relación al crecimiento empírico, esto es, si sólo da explicaciones post-hoc de descubrimientos casuales o de hechos anticipados y descubiertos en el seno de un programa rival. Se produce entonces un cambio regresivo de la problemática. En este contexto, si un programa de investigación explica de forma

[11] I. Lakatos (1975) y (1982).

progresiva más hechos que un programa rival, supera a este último, el cual puede ser eliminado, o archivado si se prefiere.

Según Lakatos, la sucesión histórica de dos teorías, T_1 y T_2, puede ser explicada o justificada por la demostración de que T_1 es un prerequisito para poder articular T_2, en el sentido de que T_1 conecta con T_2 con hechos empíricos (la relación de la física clásica con la mecánica cuántica) o en el sentido de que la articulación conceptual de T_2 es sólo posible dentro de la perspectiva de la ya existente T_1 (la relación entre la mecánica estadística y la termodinámica). Se puede dar también el caso, análogo a la primera posibilidad, de que T_1 asuma para T_2 el papel de medida teórica para una teoría objeto y que T_2 no sea empíricamente testable sin T_1. Otra versión, históricamente frecuente, puede ser que T_2 sea una teoría explicativa de T_1. Como ejemplo de este último caso podría valer, según Lakatos, la relación entre teorías de Kepler y Newton acerca del sistema planetario.

El modelo propuesto por K. Popper [12] es, también, como el de Lakatos, un modelo continuista, racionalista e internalista. Para entenderlo es fundamental recordar cuál es, para Popper, la característica más importante de la ciencia, la que la distingue clara y radicalmente de otras formas de conocimiento. Para Popper, para que una proposición pueda llamarse científica es requisito indispensable que marque claramente las maneras —los mecanismos— con que puede ser falsada, es decir, que de alguna manera indique claramente cuáles son los hechos que, de producirse, desmentirían la teoría. El marxismo, el cristianismo o el psicoanálisis, por ejemplo, no son doctrinas científicas —dice Popper— precisamente porque tienen explicación para cualquier

[12] Desde que Popper escribiera, en alemán, la versión original de *La lógica de la investigación científica,* ha expuesto su principal tesis en muchas ocasiones. A nosotros nos parecen especialmente claros los K. Popper (1973), (1977) y (1982).

caso empírico que se les presente, es decir, porque no prohíben la existencia de ningún hecho empírico y, por tanto, no pueden ser desmentidas por ellos. Según Popper la actividad principal del científico consiste, precisamente, en encontrar hechos que falseen las teorías existentes. El progreso de la ciencia consiste, pues, en ir sustituyendo unas teorías por otras más predictivas y, por lo general, más específicas. Siguiendo esta lógica, la ciencia posee teorías cada vez con más poder de predicción y más cercanas a la verdad.

Han sido varias las ocasiones en que Kuhn y Popper han discutido y confrontado sus tan contrapuestos modelos. Kuhn [13] ha resumido los puntos que le separan de Popper diciendo que: 1) Popper, tomando como normales acontecimientos extraordinarios (en la ciencia —aclara— no todos son Copérnico o Einstein), ha reducido la actividad del científico a un «testador» de teorías, cuando generalmente lo que hace un científico es intentar resolver problemas partiendo de las teorías existentes. Si falla —dice Kuhn—, normalmente se debe a un error personal y sólo en casos extraordinarios, de fallos repetidos, empieza a dudar de las teorías. 2) Popper —prosigue Kuhn— presenta la ciencia como un discurso crítico y una disputa, mientras que él cree que es precisamente en el momento en que el conocimiento abandona este método crítico y dialéctico cuando, en realidad, se transforma en una ciencia. 3) Un conocimiento (como la astrología, el marxismo o el psicoanálisis) no es una no ciencia por el hecho de que no se pueda testar sino, fundamentalmente, porque cuando fallan en la resolución de un problema práctico y concreto siempre pueden decir que hay muchos factores difícilmente calculables. 4) La ciencia crece explicando observaciones y ajustando teorías y no, como pretende Popper, falseando o refutando teorías, cosa que, en todo caso, ocurriría únicamente en los momentos de cambio científico. 5) Una teoría —acaba Kuhn— jamás es falseada

[13] T. Kuhn (1975a).

por una observación, como supone Popper, sino por otro enunciado basado en la observación.

Popper [14] ha contestado a esta crítica diciendo que él también ha hecho referencia a la ciencia normal, que ésta existe, pero que, a él, no le gusta porque ha convertido al científico puro en un científico aplicado, y —añade— son pocos los científicos de los cuales la historia guarda memoria que fueron normales en el sentido de Kuhn. Popper argumenta también que, mientras Kuhn con su relativismo cree que los marcos generales no pueden ser discutidos, él, por el contrario, piensa que sí pueden ser comparados. Por último, K. Popper dice que, contra lo que pretenden los discontinuistas externalistas, ni la sociología, ni la psicología ni la historia son disciplinas que pueden contestar a la pregunta de qué es la ciencia. A esta pregunta sólo puede contestar la filosofía.

Uno de los últimos modelos propuestos es el formulado por el filósofo de la ciencia, Larry Laudan [15]. Dicho modelo ocuparía un lugar intermedio entre los continuistas y los discontinuistas. Así, según Laudan, la función principal de las teorías consiste en resolver problemas, haciendo inteligible un fenómeno problemático, convirtiéndolo en predecible, o tornándolo en un ejemplo de una conocida regularidad. Para Laudan un problema es «todo aquello acerca de un mundo natural que nos choca como raro o, de otra forma, como necesitado de explicación». Dichos problemas pueden ser empíricos, o conceptuales. Los empíricos se pueden clasificar en problemas resueltos, no resueltos y anómalos. Estos últimos los constituyen los hechos que parecen contradecir la teoría. Los problemas conceptuales, a su vez, pueden ser internos, es decir, cuando aparecen incongruencias dentro de la propia teoría, o externos. Estos últimos pueden ser, a su vez, intercientíficos —aparecen cuando existen contradicciones con otra teoría—,

[14] K. Popper (1975).

[15] L. Laudan (1977).

normativos —cuando la teoría es inconsistente con el método científico que la ha probado—, o cosmológicos, cuando la teoría se opone a la cosmovisión defendida por la estructura política, económica y religiosa. La efectividad de una teoría se mide, según Laudan, poniendo en el minuendo la suma de los problemas que resuelve y en el sustraendo, la suma de las anomalías y problemas conceptuales que origina. El progreso se consigue, lógicamente, con teorías que aumenten el minuendo o que disminuyan el sustraendo. Es muy importante, dentro del esquema de Laudan, el concepto de *research tradition,* que define como un conjunto de supuestos generales acerca de las entidades y procesos en un área de conocimiento y sobre los métodos apropiados para ser usados en la investigación de los problemas y las teorías de esta área. La comparación entre diversas *research traditions* se puede hacer, de forma lógica, sobre tres parámetros. La idoneidad *(adequacy),* que está determinada por la capacidad que tienen las últimas teorías de esta *research tradition* de resolver problemas. La progresividad general *(overall progressineves),* que viene marcada por la diferencia de idoneidad que existe, dentro de una misma *research tradition,* entre sus teorías más antiguas y más nuevas, y, por fin, el índice de progreso *(rate of progres)* que es la diferencia de idoneidad entre sucesivas teorías de una *research tradition* divididas por el tiempo que las separa. En el modelo de Laudan —y ésto es fundamental— un mismo científico puede trabajar simultáneamente en dos o más *research traditions.* Así, en contextos donde se requiera una gran aceptación, como en el caso de la enseñanza, el científico preferirá una *reserch tradition* con gran idoneidad, mientras que en otros campos, como el de la investigación, preferirá aquellas que presenten quizá menos idoneidad, pero un gran índice de progreso.

Aunque algunos han querido ver grandes semejanzas entre los paradigmas de Kuhn y las *research traditions* de Laudan, la verdad, sin embargo, es que existen considerables diferencias que, a modo de resumen, podemos sintetizar en: 1) Una *research tradition* consiste en una familia de teorías relacionadas histórica y conceptualmente, siendo posible, incluso, que dos de ellas sean incompatibles. Un paradigma kuhniano está, en cambio, estrechamente relacionado con una o muy pocas teorías. 2) Las *research traditions* evolucionan gradualmente reemplazando poco a poco los viejos supuestos por unos nuevos. Los paradigmas cambian, según Kuhn, de manera revolucionaria 3) Los supuestos fundamentales de una *research tradition* son bien explícitos y son discutidos a lo largo de su trayectoria. Los paradigmas, en cambio, son irracionales y sus supuestos sólo son discutidos en los momentos de crisis. 4) Por último, diversas *research traditions* pueden coexistir en un estado de competición, mientras que los paradigmas no [16].

Hasta aquí, pues, los modelos de crecimiento científico que, a mi modo de ver, en las últimas décadas han constituido uno de los problemas más nucleares y apasionantes de la Filosofía de la Ciencia.

[16] Cf. L. Smith (1985).

II. LA EVOLUCIÓN DE LA HISTORIOGRAFÍA MÉDICA EN EL MUNDO Y EN ESPAÑA

1. LA HISTORIOGRAFÍA MÉDICA MUNDIAL

Como dijimos en la introducción, para poder ubicar la obra de Hernández Morejón, Chinchilla, Guardia y Comenge, es conveniente que, junto al esquema sobre la evolución de la epistemología científica, que acabamos de repasar en el capítulo anterior, recordemos, aunque sea muy sumariamente, cuál ha sido la evolución, tanto en el mundo como en España, de la historiografía médica. Aquí también, como en el caso anterior, este recuerdo llegará prácticamente a nuestros días. Esto último puede parecer un claro anacronismo, ya que los autores que pretendemos analizar, como es bien sabido, escribieron su obra a mitades del siglo pasado o principios de este. Nosotros pensamos, sin embargo, que recordar la evolución posterior también es conveniente, no sólo porque permite descubrir posibles antelaciones, sino fundamentalmente, porque este conocimiento de la posteridad puede ayudar a entender mejor en qué línea evolutiva se escribieron las obras que consideramos. Este recuerdo —apresurémonos a decirlo— estará basado, con algunas ampliaciones, en el análisis que López Piñero ha hecho del tema [17].

[17] J. M.ª López Piñero ha expuesto dicho análisis en varias publicaciones que el lector puede encontrar en la bibliografía. El más completo y profundo es, a nuestro juicio, el recientemente (1984) publicado. El nos servirá de guía en nuestra exposición.

Y, de forma parecida a lo que hacíamos respecto a la epistemología, aquí en este primer apartado, dedicado a la historiografía mundial, nuestro recorrido evitará los múltiples relatos mitológicos que en casi todas las culturas existen para explicar de forma dignificante el origen de la medicina, y dará comienzo, así, con la primera explicación racional que conocemos del origen de la medicina. Este texto, que Laín Entralgo ha analizado desde el punto e vista historiográfico [18], es el conocido escrito hipocrático *De prisca medicina.* En él, el autor griego afirma que la alimentación primitiva había producido diversos transtrornos al hombre a causa de su tosquedad, y éste, movido por la necesidad, se vio obligado a buscar una alimentación más acorde como su naturaleza dando origen, de este modo, a la dietética y a la medicina prolifáctica. Como vemos, a pesar de la evidente racionalización, la finalidad es prácticamente la misma que la de los viejos mitos: justificar y acrecentar la dignidad del arte médico.

Pero los médicos de la Antigüedad se interesaron por el conocimiento del pasado de su ciencia no sólo con el fin de dignificar su profesión, sino fundamentalmente para utilizarlo de forma pragmática, es decir, para que las enseñase a entender de verdad las enfermedades y los procedimientos curativos más adecuados. Es necesario repetir, aquí, que, en contraste con la actualidad, por aquel entonces no se había producido el fenómeno de la absolescencia científica y que, por tanto, era habitual acudir a la consulta, con finalidades prácticas, de obras escritas hacía más de trescientos o cuatrocientos años. No se dio, pues, insisto, en la Antigüedad Clásica, el fenómeno del distanciamiento histórico, condición necesaria para que pueda surgir la historia en el estricto sentido que le damos hoy. Y esta característica de la literatura antigua continuó durante la Alta Edad Media Occidental. San Isidoro de Sevilla, por ejemplo, dice, en su libro IV de las etimologías, respecto a los «sistemas curativos», que: «El primero

[18] P. Lain (1944).

o metódico, inventado por Apolo... El segundo o empírico descubierto por Esculapio... El tercero o lógico inventado por Hipócrates». Y coloca a los tres en un plano de absoluta igualdad.

Algo muy distinto ocurrió, pocos siglos después, en el seno de la medicina medieval árabe [19]. Los árabes construyeron, de forma autónoma y original, una importante obra historiográfica que apenas tenía antecedentes. Aunque en algunas ocasiones utilizaron la crónica histórica o las colecciones necrológicas, el género más utilizado fue, indudablemente, el bio-bibliográfico. La primera biografía colectiva de médicos fue escrita por Yahya An-Nahwi (fl. 640). Este género tomó, a partir de entonces, gran auge y se hizo más dinámico y riguroso. Entre los primeros autores que cultivaron dicha orientación es preciso citar a Ibn An-Nadin (c. 936-995) y al cordobés Ibn Jul jul (c. 944-1000). El primero situó los orígenes de la medicina en Hipócrates y Galeno, e incorporó a su relato la propia tradición árabe. Ibn Jul jul concluyó en el 987 su *Tabaquat,* en donde, por primera vez, se dio información biográfica detallada de los médicos españoles y de su actividad científica.

Varias fueron las aportaciones árabes a la historiografía médica durante los siglos XI y XII. Destaca, entre ellas la del almeriense Said Ibn Almat Ibn Said (1029-1070). Sin embargo, todas estas obras palidecen al compararlas con el *Uyun al-anba,* la obra de Ibn Abi Usaibia (1203-1270), sin duda la más importante de las contribuciones árabes a la historiografía médica. Pero, por desgracia, este texto fue escrito en el momento en el que ya estaba cesando la gran influencia de la medicina árabe en el mundo europeo y por ello permaneció prácticamente desconocido para los autores medievales.

[19] Un excelente estudio sobre la historiografía árabe es el que publicó S. Hamarneh (1966). Nos apoyaremos en él para resumir este tema.

Durante el Renacimiento, el recurso a la Historia tuvo, de forma similar a lo que ocurría en la Antigüedad, una finalidad básicamente ensalzadora de la clase médica. Estos acercamientos carecieron, en la mayoría de los casos, de seriedad y profundidad. Aparecieron, sin embargo, junto a ellos, algunas obras —no muchas— escritas con más rigor y con la establecida estructura del género bio-bibliográfico. Como importante antecedente de estas hay que citar el texto *De medicina et medicis,* que escribió, a mediados del siglo XV, el médico protorrenacentista Giovanni Tortelli, y que nunca se llegó a imprimir. Si fue impreso, en cambio, el pequeño opúsculo *De medicinae claris scriptoribus* que Symphorien Champier publicó en 1506. Este librito está dividido en varias partes, consagradas sucesivamente a autores médicos antiguos, a médicos italianos y, por último, a médicos de España, Francia, Alemania e Inglaterra. La precisión y la regularidad no son, desde luego, virtudes que adornen la obra de Champier [20]. Algo parecido podríamos decir de las obras que le siguieron en el género. Otto Brunfels, el conocido autor de la *Herbarum vivae icones,* compuso un *Catalogus illustrium medicorum* (1530), que incluye, por orden cronológico, el nombre de unos trescientos autores griegos y latinos. Once años más tarde, en 1541, Remacle Fuchs escribió una obra, falta de los más imprescindibles detalles bibliográficos, que tituló *Illustrium medicorum qui superiori saeculo floruerunt ac scripserunt vitae* [21].

La más conocida y famosa de las obras bibliográficas generales de la época renacentista fue —y sigue siendo— la *Bibliotheca Universalis* (1543) de Conrad Gesner, cuya consulta, en lo que respecta a la medicina, todavía hoy puede ser de utilidad. Directamente influido por el citado Gesner, estuvo Pascal Le Coq, quien extrajo un nutrido material del gran repertorio del primero y lo publicó, sin el orden adecuado, con el título de *Bibliotheca*

[20] Cf. M.ª L. Terrada (1983), p. 61.

[21] Cf. M.ª L. Terrada (1983), p. 62.

médica, en 1590. Este material fue enriquecido por Israel Spach, dándolo a la imprenta en el año siguiente —1591— y ofreciendo, afortunadamente, buenos índices temáticos [22].

Ya en el siglo XVII, Melchior Adam publicó, en 1620, su *Vitae Germanorum,* quizá la primera obra escrita con lo que luego serían los clásicos tintes nacionalistas, que tanta importancia iban a tener en épocas posteriores. Johannes Antonides van der Linden puso en prensa la primera edición de su obra *De scriptis medicis* en 1637. Esta obra superaba, claramente, en precisión a todas las anteriores pues, de cada libro, ofrecía el nombre y apellido del autor, el título completo, el lugar y año de publicación, el nombre del impresor y, por último, el formato. Muerto el citado Van der Linden, Georg Abraham Mercklin amplió su obra y la reeditó, en 1686, con el título de *Lindenius renovatus,* incluyendo ya, en ella, artículos de revista [23]. Martin Lipenius publicó, en 1679, su *Biblioteca realis medica,* la cual constituía únicamente una parte de su ambicioso proyecto, que pretendía abarcar la bibliografía de todas las ciencias y que quedó, por desgracia, inconcluso. La *Bibliotheca...* está ordenada alfabéticamente por materias y lleva un detallado índice de autores [24]. Cornelius van Beughem publicó dos obras dedicadas muy específicamente a la bibliografía médica: la *Bibliographia medica et physica novissima* en 1681, y un *Syllabus* en 1696. La primera recoge las publicaciones médicas aparecidas entre 1651 y 1680, y la segunda está dedicada a recoger los trabajos médicos publicados en revistas [25]. Estas y las anteriores seguían sin apenas innovaciones, recordémoslo una vez más, el consabido esquema bio-bibliográfico.

22 Ibídem.

23 Cf. M.ª L. Terrada (1983), p. 63.

24 Cf. Ibídem.

25 Cf. M.ª L. Terrada (1983), p. 64.

A finales del siglo XVII (1696) apareció lo que podríamos denominar la primera historia de la medicina en el sentido moderno del término. Fue una clara ruptura con los esquemas anteriores y es importante señalar que Daniel Leclerc, el autor de esta obra, *Histoire de la medicine,* tuvo como modelo, por una parte, la historiografía erudita de tema religioso y político y, por otra, la conocida *History of Philosophy* (1685) de Thomas Stanley. En su afán por ser objetivo, Leclerc quiso evitar todo prejuicio personal o doctrinal. Se preocupó de reunir todo el material disponible y manejó todas las fuentes que le fueron asequibles. La primera edición estuvo consagrada exclusivamente a la medicina antigua. En la segunda edición —1723—, en un apéndice, Leclerc resumió, complementariamente, el desarrollo de la medicina desde Galeno hasta el siglo XVI. Resulta sumamente ilustrativo el hecho de que, en dicho apéndice, Leclerc no dedicara ningún comentario ni a Paracelso ni a los paracelsistas, tan reivindicados, uno y otros, por la actual historiografía. La obra de Leclerc fue contemporánea, de la del newtoniano inglés John Freind. Esta se tituló *History of Physic from the Age of Galen to the Beginning of the 16th Century* y finalizaba con una referencia a los humanistas del siglo XVI. Dos características comunes en la obra de Freind y en la de Leclerc merecen subrayarse. La primera, que el mundo clásico tenía un enorme peso en los inicios de la ilustración. La segunda, que, aunque de forma tenue, en estas obras se puede detectar por primera vez una clara idea de progreso científico.

Si bien es cierto que en el mundo alemán aparecieron, también a principios del siglo XVIII, algunas historias de la medicina de carácter convencional, como las debidas a Johann Conrad Barchusen —1710— y a Johann Heinrich Schulze —1728—, sin embargo, las referencias al pasado médico hay que seguir buscándolas en el Norte de Europa, durante toda la Centuria Ilustrada, básicamente en los géneros bibliográficos o bio-bibliográficos. En ellos destacan, con luz propia, la obra de Boerhaave titulada *Methodus discendi medicinae* (1726) y, sobre todo, las famosas *Bibliothecae* de

Albrecht Haller, aparecidas entre 1771 y 1788. En estas *Bibliothecae,* Haller incluyó referencias a más de 50.000 libros, dando juicios críticos y breves notas biográficas de los autores más importantes.

Este género —básicamente bibliográfico— continuó desarrollándose hasta finales del siglo XVIII, y culminó con las obras de Wilhelm Gottfried Ploucquet. Este publicó, entre 1793-1797, su *Initia bibliothecae medico-practicae et chirurgiae* en ocho volúmenes a la que siguió un suplemento de cuatro volúmenes titulado *Bibliotheca medico-practica et chirurgia* (1799-1803). Todo este material fue enriquecido y revisado posteriormente, y apareció bajo el título *La literatura medica digesta* (1808-1813). Como ha señalado Emilio Balaguer [26], Ploucquet se planteó por primera vez algunos de los problemas que luego serían centrales en la Documentación Científica. En esta línea esbozó la distinción entre lenguaje natural y documental, subrayó la necesidad de ofrecer ordenaciones, tanto de carácter sistemático como alfabético, por materias y, por último, hizo hincapié en la necesidad de construir una terminología más racional.

En los postreros años de la Centuria Ilustrada aparecieron muchas otras historias de la medicina. Ninguna de ellas fue, sin embargo, comparable a la famosa *Versuch einer pragmatischen Geschichte der Arzneykunde* del botánico y patólogo Kurt Sprengel. Sprengel construyó su obra basándose en las técnicas de la crítica histórica de las fuentes y en las síntesis históricas de carácter filosófico como fueron, por ejemplo, las de Voltaire, Montesquieu y Rousseau. En el intento de analizar la obra de Sprengel muchos autores han prestado gran atención al adjetivo «pragmático» que aparece en el título. Algunos de ellos ha interpretado dicho término diciendo que Sprengel quería que esta historia fuera una guía para la lectura de obras que podían ser

[26] E. Balaguer (1976).

todavía útiles a los médicos contemporáneos del autor. Otros, por el contrario, han dicho que Sprengel pensaba que el conocimiento de la dinámica histórica sería de gran utilidad al médico que pudiera entenderla. Pero, sea cual fuere el sentido que Sprengel otorgó al adjetivo «pragmático», lo cierto es que en su obra se pueden detectar algunas características realmente novedosas, que es preciso subrayar. La primera es el intento de demostrar que los cambios en la medicina son reflejos de los cambios que suceden en la historia general de la humanidad. La segunda, su convencimiento de que los movimientos evolutivos que ocurren en la ciencia médica son debidos fundamentalmente a los cambios que se producen en las doctrinas filosóficas. La tercera, su posición ambivalente respecto a los sistemas médicos, pues el cambio continuo que éstos sufren le parece una prueba irrefutable del progreso científico, pero, al mismo tiempo, cree que estos sistemas han impedido en muchas ocasiones el progreso de la investigación empírica. Otro aspecto muy interesante de la obra de Kurt Sprengel es su periodización, que organizó utilizando los términos de «Reforma Luterana», «Guerra de los Treinta Años», «Reino de Federico el Grande» etc. Esta periodización ha sido acusada, y con no poca razón, de estar demasiado condicionada por los acontecimientos políticos y de tener poca consideración por la propia evolución interna del pensamiento médico. Esto es indiscutible, pero no se puede olvidar que el debate sobre la periodización es un tema que todavía hoy sigue sin tener solución definitiva [27].

Durante la primera mitad del siglo XIX continuó, en Alemania, el cultivo de la Historia de la Medicina, el cual estuvo directamente influido, en aquel entonces, por la *Naturphilosophie* y por las ideas de Schelling y Hegel [28]. Destacan en esta época los tratados debidos a J. F. K. Hecker (1822-29), Isensee (1840-44)

[27] Cf. C. Webster (1983).

[28] Cf. P. Lain (1949) y E. Balaguer (1980), pp. 102-103.

y, sobre todo, Damerow (1828-29). El objetivo de este último era, primordialmente, llegar a descubrir las leyes evolutivas que rigen el pasado, el presente y el futuro de la medicina. Damerow, hijo de su tiempo, utilizó, como modelo el que le ofrecía el desarrollo de la naturaleza orgánica. Seguramente no podía ser de otro modo. Sin embargo esta tendencia, fuertemente especulativa, comportó, consecuentemente y por desgracia, una indiscutible paralización de la indagación positiva y erudita del pasado médico.

A mediados del siglo XIX, la mentalidad positivista empezó a dominar el mundo médico y científico, incluso en la propia Alemania, cuna, como acabamos de ver, de la Naturphilosophie. Apareció en aquel entonces, de forma muy evidente, un fenómeno que, como dijimos anteriormente, resultaría fundamental para la ciencia contemporánea: el rápido envejecimiento de la literatura científica, es decir, la apresurada caída en desuso (obsolescencia), con el paso del tiempo, de las publicaciones científicas. La causa de este fenómeno puede buscarse tanto en las propias características del método inductivista y positivista, que se adueñó de todas las ciencias, como en las nuevas condiciones sociales que acrecentaron el crecimiento exponencial de la ciencia. Fuera una causa u otra, lo cierto es que, a partir de entonces, la absoluta mayoría de los médicos consideró inútil consultar obras publicadas diez o más años antes. Como ha afirmado López Piñero [29], este fenómeno de la obsolescencia trajo, como inmediata consecuencia, una separación entre dos disciplinas que se habían mantenido hasta aquel momento fuertemente imbricadas: la documentación médica y la historia de la medicina. La primera de ellas se centró, a partir de entonces, en la información y el análisis de la literatura más reciente y conoció un gran desarrollo en el que, evidentemente, no podemos entrar. La historia de la medicina parecía, por contra, ser la encargada idónea para estudiar la literatura que había quedado envejecida e inservible. Este fue, sin duda, su

[29] J. M.ª López Piñero (1984), pp. 12-13.

objetivo, que prosiguió desde un acercamiento absolutamente dominado —como no podía ser menos— por la óptica positivista reinante ya por aquel entonces. Dos ejemplos paradigmáticos de este enfoque fueron —son— las obras de Charles Daremberg y Heinrich Haeser.

Para Charles Daremberg la historia de la medicina era una parte de la historia general y tenía como objetivo prioritario ofrecer una imagen objetiva del pasado médico basada en un análisis crítico, principalmente de tipo filológico, de las fuentes. A pesar de este «brutal materialismo» —para decirlo con las propias palabras de Daremberg—, no faltaba en la obra del francés una clara idea de progreso en la ciencia médica, el cual —aseguraba— era deudor directo —Comte, siempre Comte— del avance en las otras ciencias. Daremberg presentó una periodización del progreso médico dividido en ocho épocas que, a diferencia de Sprengel, no estaban relacionadas con acontecimientos políticos, sino que se justificaban por el desarrollo interno de la ciencia médica.

Como para Daremberg, la historia de la medicina era, para Haeser, una parte de la historia general. El alemán no se inspiró ya, como lo habían hecho sus inmediatos predecesores, en filósofos del estilo de Hegel y Schelling, sino en historiadores positivistas y, sobre todo, en su máxima figura: Leopoldo Ranke. Su tratado, publicado por primera vez en 1845, y aumentado y revisado en posteriores ediciones, tiene toda la estructura de un texto científico, como lo demuestra el nutrido y riguroso aparato crítico. Una de las características más notables de este tratado es que tiene una parte muy amplia dedicada a la epidemiología histórica que, en la tercera edición, ocupa, prácticamente, todo el tercer volumen. Esta epidemiología tenía un objetivo más allá del propiamente histórico, pues Haeser creía que, al igual que las topografías médicas, estos estudios históricos ayudarían a revelar las causas y la terapéutica más indicada para las enfermedades más frecuentes. El tratado de Haeser, que concede una gran importancia al especialismo médico, es todavía consultado con fruición por los historiadores actuales.

Haeser y Daremberg no sólo tuvieron en común los supuestos filosóficos y metodológicos, también los emparentó su poca capacidad por despertar el interés de los médicos y de los estudiantes de medicina. Haeser fue plenamente consciente de este desinterés. Sin embargo, no por ello modificó sus hábitos de trabajo y continuó trabajando en «un campo en el que —según sus propias palabras— no se coge más fruto que la satisfacción que proporciona el trabajo honesto al servicio de la ciencia» [30]. En cuanto a Daremberg, A. Dechambre nos dice que «poco inclinado a la vulgarización se comportó de forma demasiado prolija en todos los detalles de la erudicción pura, y estos defectos que en cualquier otra ocasión hubieran sido cualidades inapreciables, alejaron de su aula de profesor un gran número de alumnos» [31].

Esta falta de atractivo intentó vencerla el gran rival de Haeser, C. A. Wunderlich, quién creyó que la historia de la medicina tenía como objetivo primordial ofrecer una historia genética de los conocimientos de su tiempo. Este supuesto conducía a una historia que suprimía, por innecesaria, la investigación especializada y despreciaba todos aquellos aspectos de la ciencia médica del pasado que no fueran considerados como antecedentes directos de los contemporáneos. Por otra parte, los trabajos históricos de Wunderlich mostraron muy a las claras que su relato histórico tenía, para él, una finalidad más importante: la defensa de la utilidad de las ciencias experimentales para la ciencia y la práctica médicas [32].

[30] H. Haeser, cit. por J. M.ª López Piñero (1984), p. 14.

[31] A. Dechambre, cit. por J. M.ª López Piñero (1984), p. 14.

[32] Cf. Temkin (1958b), Temkin (1966), E. Balaguer (1980), pp. 102-106. L. García Ballester (1979), p. 123.

La incoherencia de Wunderlich, entre la defensa, por un lado, de las ciencias experimentales y la falta de rigor erudito en la investigación histórica, por otro, intentó ser superada en las obras que escribieron J. H. Baas y T. Puschmann. El primero fue un buen aficionado que escribió dos historias generales de la medicina en 1876 y 1896. Aunque, con su afán de ser lo más exhaustivo posible, Baas convirtiera sus manuales en meras listas de nombres y fechas, no debe dejar de subrayarse el interés que puso en lo que podríamos llamar «aspectos sociales» de la medicina, como la educación médica, la profesión, etc. El intento más serio, sin embargo, estuvo en las manos del citado profesor vienés, T. Puschmann, quien, en su tiempo, fue el único profesor ordinario de historia de la medicina en Europa. Que esta circunstancia se diera en Viena ha sido explicada por E. Lesky [33] en función del propio ambiente vienés y por la afición a la historia que tuvieron algunas grandes figuras de la medicina como Brucke, Hyrtl, Nothnagel o Billroth. En una primera etapa, Puschmann trabajó con una evidente orientación filológica, confeccionando ediciones críticas y traducciones de textos de Alejandro de Tralles, de Filomenos y de Filagrio. Más tarde se dedicó a la investigación de archivo, aprovechando la gran riqueza de los fondos vieneses. Este método le llevó a interesarse por «aspectos sociales de la medicina», cuyo fruto más importante fue, sin duda, su historia de la enseñanza médica que continua siendo, aún hoy en día, el gran clásico de esta materia [34]. Puschmann consideró que la Historia de la Medicina debía ser una especialidad en toda regla y, por tanto, similar a las otras especialidades médicas, con un objetivo y unos métodos propios altamente exigentes. La finalidad y utilidad de la Historia de la Medicina se derivaba, según él, precisamente del creciente especialismo que surgía en el seno del mundo médico. El vienés creyó, consecuentemente, que la Historia debía ser no sólo el puente de unión entre las distintas especiali-

[33] E. Lesky (1976).

[34] Cf. E. Balaguer (1980), pp. 106-107. J. M.ª López Piñero (1984), pp. 15-16.

dades, sino, también, el nexo que relacionara la medicina con los demás aspectos de la cultura y de la vida del hombre. Con estas creencias emprendió, Puschmann, la redacción de su *Handbuch der Geschichte der Medizin* (1902-1905) que terminarían, a su muerte, sus discípulos M. Neuburger, y J. L. Pagel, catedrático —este último— de la Universidad de Berlín [35].

Tras el fallecimiento de Puschmann, los centros de gravedad de la disciplina radicaron en la propia Viena, donde enseñaba Max Neuburger, en Berlín y, sobre todo, en Leipzig, donde, en 1905, se creó, con la ayuda económica de la Fundación Puschmann, el primer instituto de investigación histórico-médica. Karl Sudhoff (1853-1938) fue el director y el alma de este instituto de Leipzig. Los supuestos con los que trabajó Sudhoff al principio fueron idénticos a los de Puschmann, es decir, una visión científico-natural de la medicina, una concepción positivista del método histórico, y un modelo progresista del cambio histórico. Como ha dicho López Piñero [36], fue la propia dinámica de la investigación la que obligaría, pasado un tiempo, a rectificar estos supuestos. El mismo Sudhoff, con sus estudios sobre la medicina medieval y sobre Paracelso, pondría en crisis la visión progresista ingenua del cambio científico. Sin embargo, sería su sucesor, H. E. Sigerist, el destinado a llevar a cabo la más importante revolución en el mundo de la historiografía médica.

El parisino Henry E. Sigerist fue el mejor discípulo de Karl Sudhoff, a quien sucedió en 1925 como director del Instituto de Leipzig. Para poder entender las características de su obra es necesario conocer las principales influencias que recibió a lo largo de su vida. La primera, lógicamente, fue la del propio Sudhoff. La segunda la de los neokantianos —Rickert, básica-

[35] Cf. L. García Ballester (1979), p. 124; E. Balaguer (1980), p. 108; J. M.ª López Piñero (1984), pp. 18-20.

[36] J. M.ª López Piñero (1984), pp. 17-18.

mente— con su clásica distinción entre ciencia de la cultura y ciencia de la naturaleza. La tercera, la historia de la cultura en su visión humanista e historicista, fundamentalmente a través de la obra de Jacob Burkhardt. La cuarta fue el «sociologismo» alemán del período de entreguerras en su versión de la sociología de la cultura de Alfred Weber o de la sociología del conocimiento de Max Scheller. La quinta la constituyeron los supuestos de la medicina social cuyo representante más genuino fue Alfred Grotjahn. La sexta y última fue el marxismo, asimilado fundamentalmente a través de su discípulo Erwin H. Ackerknecht [37].

A partir del citado año de 1925, el Instituto de Leipzig se convirtió, gracias a Sigerist, en un activo y atractivo núcleo cultural donde se discutían los problemas médicos de su tiempo en reuniones a las que acudían los mejores especialistas clínicos y los cultivadores de las ciencias básicas y de las disciplinas médico-sociales. El creciente nazismo truncó, sin embargo, la vida de este Instituto y el propio Sigerist se vio obligado emigrar. La sociedad norteamericana acogió favorablemente a Sigerist, que fue nombrado director del primer Instituto de Historia de la Medicina de Estados Unidos. Estaba ubicado en la Universidad de John Hopkins, en Baltimore. Allí fundó el célebre *Bulletin of the History Medicine,* que dirigió desde su fundación, en 1933, hasta 1947. En el curso de estos años, respondiendo a las opiniones que George Sarton había publicado en la revista *Isis* [38], Sigerist definió claramente su visión de lo que debía ser la historia de la medicina. Fue precisamente en Madrid, en 1935, en el transcurso del Xº Congreso Internacional de Historia de la Medicina, cuando expuso por primera vez su opinión. Al año siguiente la repitió en el propio *Bulletin* donde afirmó que «la medicina no es una rama de la ciencia y nunca lo será. Si la

[37] Cf. L. G. Ballester (1979), p. 125 y J. M.ª López Piñero (1984), pp. 18-20.

[38] G. Sarton (1935); cf. L. García Ballester (1979), p. 125.

medicina es una ciencia, entonces es una ciencia social» [39]. Sigerist creía firmemente que la historia social de la medicina no era un complemento o suplemento de la historia de la ciencia médica sino, precisamente, su sustituto. Deseaba una historia de la medicina que no «se limite —dijo textualmente— a la historia de la ciencia, instituciones y caracteres de la medicina, sino que incluya la historia del enfermo en sociedad, la del médico y la historia de las relaciones entre médico y enfermo. La historia se convierte entonces en una historia social» [40].

La presión americana contra los intelectuales con tendencias marxistas, dirigida por el senador Joseph R. McCarty, hizo que Sigerist dimitiera como director del Instituto de Baltimore en 1947. Se trasladó a la localidad suiza de Pura, donde vivió hasta su muerte en 1957. Pura se convirtió rápidamente en activo foco de cultura médica, y, desde allí, Sigerist emprendió la redacción de un gran tratado de historia de la medicina, donde iba a poner en práctica sus ideas programáticas. Desgraciadamente sólo pudo completar un volumen de este tratado, que apareció en 1951 y que incluía la introducción general y las medicinas primitivas y arcaicas. En 1961, cuatro años después de su muerte, apareció la parte que había redactado del segundo volumen, el cual está dedicado a las etapas iniciales de las medicinas griega, india y persa.

Mientras Sigerist llevaba a cabo su revolución, la historia de la medicina en el mundo británico seguía unos derroteros muy distintos, debido básicamente a tener un origen muy relacionado con el de la historia de la ciencia. Un ejemplo paradigmático lo constituyen las obras de C. Singer. En todos sus tratados —*History of Anatomy and Physiology from the Greeks to Harvey, Short History of Biology* y *Short History of Medicine*— Singer se

[39] H. E. Sigerist (1936).

[40] H. E. Sigerist (1940), p. 721.

propuso estudiar la medicina como si fuera una ciencia y consideró, además, que una historia de la medicina debía estar íntimamente relacionada con la historia de la biología. Por otra parte, en las obras de Singer quedó bien patente el objetivo con que fueron escritas: la defensa del vitalismo. Con este mismo interés organizó el Segundo Congreso Internacional de Historia de la Ciencia y la Tecnología, cuyas actas fueron publicadas con el título de *Science at the Cross Roads* [41]. Sin embargo, el congreso tuvo unas consecuencias muy distintas a las que pretendía Singer, pues sirvió, fundamentalmente, para difundir la concepción marxista de la historia y de la sociología del conocimiento. Como es sabido fue allí donde Hessen presentó su famoso trabajo, que tanta influencia tuvo en la orientación metodológica de dos figuras tan decisivas como J. D. Bernal y J. Needham. Allí tuvo origen, también, la diferenciación clara de dos corrientes historiográficas —la internalista y la externalista— cuyo enfrentamiento hizo correr, posteriormente, ríos de tinta [42].

Mientras esto ocurría en Inglaterra, en la propia Alemania nazi y de posguerra desarrollaba su labor Paul Diepgen. La historia general que escribió refleja muy bien sus supuestos: en primer lugar, Diepgen ordenó su exposición en períodos tomados de la historia de la cultura y apenas consideró los aspectos sociales, y, en segundo, se mostró en todo momento como un furibundo proparacelsista y antirromántico, preferencias, ambas, que casaban perfectamente con la ideología nacionalsocialista.

Pero el programa que con tanta ilusión lanzó Sigerist, lo llevaron a cabo, al menos parcialmente, sus discípulos. Entre ellos es necesario destacar a R. H. Shryock, Erwin H. Ackerknecht, Oswei Temkin, Erna Lesky y George Rosen. R. Shryock fue el

[41] Science at the Cross Roads (1971).

[42] Cf. R. MacLeod (1977).

sucesor de Sigerist en el John Hopkins Institute. Historiador general de formación, Shryock se dedicó fundamentalmente a los problemas sociales de la salud y la medicina. Su visión de la evolución del conocimiento médico fue claramente la de un progresista positivista. Tampoco es difícil detectar, al leer sus obras, dos claros sesgos en Shryock [43]. El primero a favor, claramente, de los temas y autores americanos y, el segundo, en favor, lógicamente, de la medicina posterior a 1800.

Erwin H. Ackerknecht realizó su tesis doctoral, bajo la dirección de Sigerist, en el Instituto de Leipzig. A partir de entonces recibió diversas influencias en su vida básicamente itinerante. En París asimiló la obra de Levy Bruhl y Durkheim; en Estados Unidos, en primer lugar, la de Ruth Benedict y, despues, de nuevo, la de Sigerist, con el que volvió a trabajar en Baltimore antes de regresar a Europa y hacerse cargo de la dirección del Instituto de Zurich. Ackerknecht ha dedicado sus investigaciones a cuatro temas fundamentales: la medicina primitiva (1942-1955), la historia social de las enfermedades infecciosas (1945-1966), el análisis históricosocial de los orígenes de los saberes patológicos actuales (1953-1967) y, por último, la historia de la terapéutica, a la que ha consagrado, los últimos años. Los supuestos de Ackerknecht han sido expuestos claramente por el propio autor en un conocido ensayo titulado *A Plea for a Behaviorist Approach in Writing the History of Medicine* [44] cuyo significativo título expresa bien a las claras cuál era su orientación.

George Rosen (1910-1977), americano de origen judío, estudió medicina en la Universidad de Berlín en donde conoció a Paul Diepgen y realizó su tesis doctoral. A partir de 1936 trabajó en el Departamento de Salud Pública de la ciudad de Nueva York. Estuvo en constante relación con Sigerist mientras éste permane-

[43] Shryock (1979).

[44] Cf. J. M.ª López Piñero (1984), pp. 25-26.

ció en América. En 1969, Rosen fue nombrado profesor de historia de la medicina en la Universidad de Yale, donde permaneció hasta su muerte, ocurrida en 1977. Los temas en los que centró su investigación fueron, fundamentalmente: la epidemiología histórica, la historia de la medicina laboral, el proceso de la constitución de las especialidades, el desarrollo de la higiene pública, la evolución de las instituciones hospitalarias y la historia de la asistencia psiquiátrica [45].

A diferencia de los dos anteriores, Oswei Temkin ha orientado su labor a la investigación de la evolución histórica de las ideas médicas. Dicho propósito lo ha declarado expresamente en varias ocasiones. Hay que decir, también, que la mayoría de sus aportaciones —historia de los saberes sobre la epilepsia, el estudio de las bases de la escuela anatomoclínica de París, el análisis del galenismo, etc.— tienen como supuesto básico un desarrollo actualizado del historicismo más genuino.

Erna Lesky tuvo una primera época de orientación principalmente filosófica que culminó en su análisis, publicado en 1950, de las teorías de la fecundación y la herencia en la Antigüedad Clásica. La influencia de Sigerist fue la causa de que, a partir de entonces, centrara su investigación, preferentemente, en la historia de la medicina laboral y de la salud pública. En 1960 fue nombrada Directora del Instituto de Historia de la Medicina de la Universidad de Viena. Este hecho le incitó a emprender un análisis de la gran medicina vienesa del siglo XIX, que expuso en su modélica monografía *Die Wiener Medizinische Schule im 19. Jahrhundert* [46].

Influidos también por Sigerist, aunque de forma más directa, están tres figuras que no es posible olvidar. Walter Pagel, Luigi

[45] Cf. J. M.ª López Piñero (1984), p. 26.

[46] Cf. J. M.ª López Piñero (1984), p. 28.

Belloni y Pedro Laín Entralgo. Pagel ha subrayado la importancia de la cultura extraacadémica y de las motivaciones irracionales en el desarrollo del saber médico. Belloni es autor de un análisis internalista de particular precisión, pero su gran contribución a la historia de la medicina ha sido, indudablemente, el desarrollo de lo que ha venido a denominarse historia experimental de la medicina.

La gran figura de esta generación es, sin embargo, Pedro Laín Entralgo. Su labor historiográfica ha sido analizada de forma muy pertinente por López Piñero [47], por lo que nos limitaremos a recordar las dos grandes etapas en las que el autor murciano ha dividido la producción del aragonés. Hasta 1960 —según el primero— Laín centró su investigación en la ciencia médica, mientras que la práctica quedaba relegada a segundo plano. A partir de dicha fecha, la práctica médica en todos sus momentos pasó a primer plano y, en algunas ocasiones, se convirtió en tema absolutamente prioritario.

2. LA HISTORIOGRAFÍA MÉDICA ESPAÑOLA

Un resumen de la evolución de la historiografía médica española debe empezar, indudablemente, haciendo referencia, aunque sea sólo referencia, de San Isidoro y del médico hispanoárabe Ibn Jul jul, autor que ha sido ya citado, en el capítulo anterior. Tras esta mención se puede pasar, ya, a decir que los primeros textos españoles que se imprimieron y que estuvieron relacionados con la Historia de la Medicina fueron una de las *Epístolas Familiares* de Fray Antonio de Guevara, fechada en Madrid el 27 de diciembre de 1525, y un capítulo de la *Crónica e Historia General del*

[47] J. M.ª López Piñero (1966-67), (1981) y (1984).

Hombre que Juan Sánchez Valdés de la Plata publicó en 1598 [48]. En lo relativo al siglo siguiente —XVII— es necesario hacer referencia, aparte de algunas semblanzas biográficas, a la obra de Fray Esteban de Villa titulada *Libro de las vidas de doce príncipes de la medicina y de su origen* (1647), el cual, según dice Sánchez Granjel [49], fue utilizada por Juan Torre y Valcárcel para componer el capítulo histórico incorporado a su *Espejo de la filosofía y compendio de toda la medicina* (1668). Seguramente, mucha mayor trascendencia tuvo, para la Historia de la Medicina, la publicación, en este siglo, de los repertorios bibliográficos generales de Nicolás Antonio. Dicho autor realizó su labor entre los años 1649 y 1684, en el que murió. La primera de sus *Bibliotecas* fue publicada en 1672 con el título de *Bibliotheca hispana nova* y constaba de dos volúmenes, que incluían los autores que habían escrito entre 1500 y 1670. Este repertorio estaba ordenado alfabéticamente por los nombres de pila de los autores y llevaba una serie de apéndices consagrados sucesivamente a índices de escritores extranjeros en lengua castellana, a mujeres escritoras y a escritores eclesiásticos. El último de los índices era uno de materias, confeccionado según una clasificación sistemática [50]. Desgraciadamente, Nicolás Antonio no pudo ver impresa la parte de su repertorio dedicada a los escritores anteriores al año 1500. La publicó, en 1696, doce años después de la muerte de su autor, el cardenal español José Sáez de Aguirre. Casi un siglo después, entre 1783 y 1788, apareció una segunda edición, anotada por el erudito valenciano Francisco Pérez Bayer e impresa por Joaquín Ibarra [51]. Los materiales aportados por Nicolás Antonio dieron una sólida base, que se dejó notar claramente, a los posteriores

[48] Cf. L. Sánchez Granjel (1981), pp. 13-14.

[49] L. Sánchez Granjel (1981), p. 14.

[50] Cf. M.ª L. Terrada (1983), p. 22.

[51] Cf. M.ª L. Terrada (1983), p. 23.

estudios tanto de historia de la medicina como de otras áreas del saber.

Para la historiografía médica española del siglo siguiente, el XVIII, resultó clave la relación que tuvo el polígrafo valenciano Gregorio Mayans con diversos médicos de su tierra. Seguer, por ejemplo, obtuvo de Mayans gran información para su *Historia anatómica illustrium medicorum hispanorum* [52] y para las *Noticiae medicorum hispanorum ab anno 1742* destinadas a completar la *Bibliotheca scriptorum medicorum veterum et recentiorum* (1731) de Jean Jacques Manget. Antonio Capdevila y Gili, otro de los relacionados con Mayans, suministró datos bio-bibliográficos a Haller para que éste los incluyera en sus famosas *Bibliotecae* [53]. Sin embargo, el más importante de los amigos de Mayans fue, sin duda, Andrés Piquer. En su etapa madrileña, el médico aragonés leyó, en la Academia, dos discursos de contenido histórico. El primero (1761) sobre la tradición médica española, titulado *De hispanorum medicina instauranda,* y el segundo (1770), sobre la historia de la medicina árabe, titulado *La medicina de los árabes* [54].

Junto a la obra de los valencianos, es preciso citar algunas otras aportaciones que en el siglo XVIII se hicieron a la historiografía médica española, como el prólogo que, en su *Flora Española* (1762), José Quer dedicó a defender la ciencia española, o los elogios históricos que a José Cervi y al propio José Quer escribieron José Ortega (1748) y Casimiro Gómez Ortega (1784), respectivamente [55].

[52] Este texto se publicó en el opúsculo que Seguer tituló *Anatomía Medicinae asserta disputationi proponit in petitionem cathedrae anatomicae,* Valenciae, Cosme Grancha.

[53] Cf. J. M.ª López Piñero (1969) y L. Sánchez Granjel (1981), p. 14.

[54] Cf. J. M.ª López Piñero (1969) y L. Sánchez Granjel (1981), p. 15.

[55] Cf. L. Sánchez Granjel (1981), p. 15.

Aunque no estén específicamente dedicadas a la historia de la medicina, es necesario recordar, también, que en la Centuria Ilustrada se publicaron muchas bibliografías regionales. Valgan, por ejemplo, la de José Rodríguez (Valencia), de Vicente Ximeno (Valencia), de José Antonio Álvarez Baena (Madrid), de Fermín Arana de Varfora (Sevilla) y, sobre todas, la que Félix Latassa y Ortín dedicó a los escritores aragoneses. Dichas bibliografías aportaron muchos materiales a las historias de la medicina española que se escribirían en la siguiente centuria. Las historias decimonónicas aprovecharon igualmente otros repertorios bibliográficos dieciochescos, como la *Bibliotheca* en la que Miguel Casiri estudiaba el pasado cultural árabe, o el *Ensayo de una Biblioteca* de traductores españoles de Juan Antonio Pellicer y Saforcada [56].

Los primeros años del siglo XIX vieron la publicación de la *Epidemiología Española o Historia cronológica de las pestes, contagios, epidemias y epizootias que han acaecido en España desde la venida de los cartagineses hasta el año 1801* (1803) del aragonés Joaquín Villalba y Guitarte. Con el material acumulado para esta obra y con otras pesquisas, Villalba proyectó una *Historia y Biblioteca universal de la Medicina española* que no llegó a ser impresa y de la que se ha afirmado —entre otros, el que suscribe— que posiblemente fue aprovechada, sin el debido reconocimiento por Hernández Morejón y Chinchilla. Sin embargo, recientemente, Antonio Carreras ha dedicado un minucioso estudio al tema [57], asegurando que esta obra fue, más que nada, un proyecto inconcluso y que poco pudieron sacar, de los papeles de Villalba, Hernández Morejón y Chinchilla. La obra de estos dos últimos será estudiada en los próximos capítulos, por lo que, ahora, nos limitaremos a dar noticia de otras obras también decimonónicas, pero mucho más breves y de menor fuste. En 1811, José Manuel Capdevila publicó un *Discurso médico histórico;*

[56] Cf. L. García Ballester (1979), p. 138 y L. Sánchez Granjel (1981), p. 15.

[57] A. Carreras Panchón (1984).

en 1836 apareció la *Historia compendiada de la Medicina* de Ignacio Miguel Pusalgas; en 1839 se imprimieron unos *Apuntes para la historia de las ciencias médicas* de José García Fernández; en el mismo año de 1839 y en 1841 se editan los dos volúmenes del *Compendio de la Historia de la Medicina* de Antonio Codorniu y José María de la Rubia; en 1845 el brusista Hurtado de Mendoza daba a las prensas una *Historia crítica de la Medicina,* y José Font y Roura un tratado titulado *Las ocho épocas. Atlas histórico bibliográfico de las ciencias médicas;* en 1848, Juan Bautista Perales escribía un *Manual histórico de la Medicina,* que no era otra cosa que un resumen de la obra de Chinchilla; en 1853, Fernando Blasco Corella publicaba su *Ojeada filosófica sobre la Historia de la Medicina* con la intención de ensalzar, sin crítica, el pasado médico. Con esta misma finalidad había escrito un año antes —1852— Bonifacio Montejo Robledo su *Importancia de la Historia de la Medicina;* en 1859, José Ametller y Vinyas publicó su opúsculo titulado *De las causas que produjeron la decadencia de la Medicina española.* En este mismo siglo XIX aparecieron tres historias de la medicina militar española. La primera, debida a Miguel de la Plata Marcos, se imprimió en 1863 y llevaba por título *Estudios bibliográficos de la Medicina militar española;* la segunda y la tercera tuvieron el mismo autor: Población Fernández. Sus títulos fueron *Historia de la medicina militar española* (1877) e *Historia de la medicina militar española contemporánea* (1884). Con intención fundamentalmente didáctica escribió Idelfonso Rodríguez y Fernández, profesor, entre 1891 y 1918, de Historia de la Medicina en la Universidad Madrileña, sus textos, *Introducción al estudio de las ciencias médicas* (1884) y *Compendio de historia crítica de la medicina* (1894-1895).

Junto a las obras más propiamente históricas, como las anteriormente reseñadas, en los últimos años del siglo XIX y en los primeros del XX se publicaron varias bibliografías médicas que, si bien de otra forma, contribuyeron también al conocimiento de la medicina histórica española. Señalaremos únicamente la *Bi-*

bliografía hidrológica-médica española (1892-1897) de Leopoldo Martínez Reguera, los *Datos para una bibliografía quirúrgica española contemporánea* (1895-1896) de José Blanc y Benet, la *Bibliografía médica española contemporánea* 1909 de Eduardo Sánchez Rubio, la *Bibliografía de la odontología española* (1911) de José Martínez Sánchez y las *Notas para una bibliografía médica de la provincia de Gerona* (1896) de José Antonio Pascual Prats [58].

Las bibliografías regionales, que proliferaron a lo largo de la centuria pasada, supusieron, lógicamente, una importante arma erudita para que los que pretendían acercarse con rigor al pasado médico. Sin embargo, no creemos que sea este el momento más oportuno para ofrecer una relación de ellas, relación que, por otra parte, puede encontrarse en cualquier guía bibliográfica española. Nos limitamos, pues, a recordarlo.

A caballo de los siglos XIX y XX realizó su obra Luis Comenge y Ferrer. Su vida y obra serán analizadas más adelante, por lo que ahora nos referiremos únicamente a los trabajos de los que fueron sus coetáneos. Destacan, entre ellos, Joaquín Olmedilla y Puig, autor de varios estudios biográficos dedicados a Andrés Laguna, Álvarez Chanca, Nicolás Monardes, Francisco Arceo, y García d'Orta; el oftalmólogo Rodolfo del Castillo y Quartielles, que publicó varios estudios sobre la oftalmología hispanorromana; Juan Bautista Peset y Vidal, que escribió, entre otros trabajos, un *Bosquejo de la historia de la medicina en Valencia* y dos excelentes monografías dedicadas a Andrés Piquer y Luis Collado; José Rodrigo Pertegás, gran conocedor de los archivos valencianos y traductor de la historia de la medicina de Sudhoff [59]; Faustino Barberá Martí, de quien se conocen 36 trabajos dedicados a la

[58] Cf. L. Sánchez Granjel (1981), p. 22.

[59] Cf. J. M.ª López Piñero (1969); L. García Ballester (1979), pp. 131-132 y E. Balaguer (1980), p. 109.

historia de la medicina; Donaciano Martínez Vélez, que tradujo, directamente del griego y sobre manuscritos, seis trabajos hipocráticos; y, por fin, Enrique Salcedo Ginestal y Angel Pulido y Fernández, que cultivaron el campo de las biografías y semblanzas [60].

En el período anterior a la guerra civil española realizaron su obra Eduardo García del Real, Nicasio Mariscal y Gregorio Marañón. El primero de ellos es autor de numerosos trabajos, todos ellos de escasa calidad, y de las traducciones de los manuales de Garrison y Diepgen [61]. Nicasio Mariscal, por contra, dedicó estimables estudios a Juan Tomás Porcell, Luis Mercado y a las relaciones históricas de la medicina española con la italiana. De Gregorio Marañón es necesario destacar *Las ideas biológicas del padre Feijoo* (1934), *Cajal, su tiempo y el nuestro* (1947), y los ensayos que dedicó a Huarte de San Juan y Gaspar Casal. Si estos tres autores realizaron su obra en el foco madrileño, en el foco catalán, en estos mismos años, anteriores a la guerra civil, iniciaba su tarea Antoni Cardoner y Planas. Sin embargo, como es sabido, Cardoner no publicaría su magnífica *História de la Medicina a la Corona d'Aragó 1162-1479* hasta 1973.

El profesor Sánchez Granjel [62] ha destacado que, entre 1808 y 1936, la bibliografía histórico-médica española lo componen 355 títulos, que significan el 4,8 por ciento del total de la producción médica y que se dividen en 124 estudios monográficos y 211 biografías. Con estas asépticas cifras concluirá nuestro repaso a la historiografía médica española. Nos evitaremos, así, entrar en el análisis de la historiografía posterior a la guerra civil, tarea para lo cual haría falta una mayor distancia temporal y efectiva, de la cual, naturalmente, carecemos.

[60] Cf. L. Sánchez Granjel (1981), p. 24.

[61] Cf. L. García Ballester (1979), p. 137 y L. Sánchez Granjel (1981), p. 24.

[62] L. Sánchez Granjel (1981), p. 25.

III. ANTONIO HERNÁNDEZ MOREJÓN

Antonio Hernández Morejón nació, en 1773, en Alaejos, en la provincia de Valladolid. Quedó huérfano a los pocos años, debido a lo cual su educación infantil estuvo en manos de un tío suyo, cura. Realizó estudios en Vich y en la Universidad de Cervera, cursando, a partir de 1793, la carrera de medicina en la Universidad de Valencia, donde destacó como brillante alumno. En 1799, terminada su carrera, trabajó una corta temporada como médico rural. Ingresó a continuación en el ejército y fue destinado a Mahón. Más tarde le fueron encomendadas diversas misiones en las provincias de Murcia y Alicante. Al iniciarse la guerra de Independencia se encontraba en Soria. En 1815 fue nombrado protomédico del ejército de Aragón y el mismo año pasó a ocupar una cátedra de clínica en el Colegio de San Carlos, otorgándosele, asimismo, el puesto de Médico de Número en la Real Cámara. En 1823, por «desafecto», fue apartado de la cátedra, siendo repuesto en ella en 1827, gracias a Pedro Castelló. Se jubiló en 1830. Aparte de los cargos citados, fue también, Hernández Morejón, examinador en el Tribunal del Protomedicato, individuo de la Suprema Junta de la Sanidad Militar y socio de varias academias nacionales y extranjeras. Murió en Madrid en 1836 [63].

[63] Cf. M. de la Plata y Marcos (1863); T. Carreras Artau (1952); L. Sánchez Granjel (1963); J. M.ª López Piñero (1969); L. Sánchez Granjel (1977b); L. Sánchez Granjel (1981) y F. Bujosa Homar (1983c).

A pesar de que la obra más importante de Hernández Morejón es, sin duda, la *Historia bibliográfica de la medicina española,* no por ello deben olvidarse otras contribuciones suyas que tuvieron, también, indudable relevancia. Como ejemplo puede citarse el *Ensayo de ideología clínica,* una de las primeras y más brillantes defensas en nuestro país del sensualismo como método en la clínica e investigación médica, o el trabajo dedicado a estudiar desde el punto de vista psiquiátrico la personalidad del Quijote.

Sin embargo, es indudable que Hernández Morejón dedicó la mayoría de su tiempo y esfuerzos a componer su citada historia de la medicina española. La ideó con arreglo al método biobibliográfico y con una intención, típicamente romántica, de reivindicar la importancia de nuestra tradición médica nacional. La obra, que quedó manuscrita y fue publicada tras la muerte del autor por su yerno, Juan Gualberto Avilés, consta de siete volúmenes. El primero comprende el estudio del pasado médico peninsular hasta la conclusión del siglo XV; los volúmenes segundo y tercero incluyen las biografías de los médicos españoles del siglo XVI; los cuarto, quinto y parte del sexto están dedicados al siglo XVII, mientras que la parte final del sexto y todo el séptimo se refieren al siglo XVIII. Aunque el grueso de cada volumen lo componen las biografías y el análisis de las obras que escribieron los médicos españoles, antecede a las citadas biografías un esquema general de la medicina del período al que corresponden.

Como ha señalado Luis Sánchez Granjel, la prueba más feaciente de la trascendencia de la labor realizada por Hernández Morejón es que, a pesar de sus limitaciones, de sus indudables deficiencias, de sus errores, también, todavía el historiador de la medicina española tiene que recurrir obligatoriamente a la información que allí se ofrece.

Nuestro estudio de los supuestos epistemológicos de Hernández Morejón se basará, como ya dijimos, exclusivamente en su conocida y ya citada obra, *Historia bibliográfica de la Medicina española.* Para presentar dicho análisis, dividiremos nuestra exposición en quince apartados, que empiezan por:

1. HISTORICISMO

Para iniciar nuestro estudio es preciso aclarar, en primer lugar, cuál es la orientación historiográfica con la que está construida la obra de Hernández Morejón. Quizá su carácter más definitorio sea lo que hoy llamaríamos tendencia historicista, es decir, la creencia, o la consideración, de que un acontecimiento histórico sólo se puede entender y juzgar desde las coordenadas de la época en que tuvo lugar.

> La obra de que acabamos de hacer una rápida reseña —dijo Hernández Morejón refiriéndose a Diego Cisneros— está llena de erudición y de buen gusto y sólo podrían encontrar defectos en ella, los que desconociendo los límites del entendimiento humano, quisieran que no faltase a las topografías médicas circunstancia alguna y, sobre todo, los que no se hiciesen cargo de la época en que se escribió [64].

Refiriéndose a Gaspar Bravo de Sobremonte dijo:

> Defendió con valor la medicina dogmática racional sin desdeñar los remedios de la espagirica como auxiliares de aquella. Sus obras en el día no son más que

[64] A. Hernández Morejón (1842-1852), Vol. IV, p. 328.

> monumentos venerados, que sólo pueden apreciar los que sepan volver a los tiempos en que se edificaron, y conozcan a fondo el espíritu de aquella época, sin olvidar el paso lento y progresivo de los conocimientos humanos, como varias veces hemos repetido [65].

Al referirse a Montaña de Monserrat afirmó:

> Concluiré pues repitiendo que esta obra, como la mayor parte de las antiguas tiene un mérito relativo; que para juzgar es indispensable atender al estado que tenían las ciencias en general, y al espíritu del siglo [66].

Con respecto a un libro de José Sánchez de León, apostilló:

> Este librito es un compendio de lo que habían aconsejado contra los venenos los autores antiguos griegos, árabes y latinos, pero desconocida en aquella época la química, fue tan útil en ella, como inútil es en la actualidad [67].

Hernández Morejón creyó que, junto al relativismo historicista, otra de las cualidades indispensables para la buena historiografía era la objetividad, contraria a cualquier tipo de sesgo nacionalista.

> El que escribe la historia literaria de su país debe desnudarse de toda personalidad y mirar, sin amor ex-

[65] A. Hernández Morejón (1842-1852), Vol. V, p. 332.

[66] A. Hernández Morejón (1842-1852), Vol. II, p. 365.

[67] A. Hernández Morejón (1842-1852), Vol. VI, p. 212.

tremado ni aversión, a sus autores, como si no fuesen paisanos suyos [68].

Para Hernández Morejón la historia de la medicina, en su orientación historicista no era, en absoluto, un pasatiempo erudito, sino una disciplina de gran utilidad, pues sus saberes ayudaban a entender mejor los problemas médicos del presente.

> **Está dividida esta obra** —dijo refiriéndose a *De Diferentia febrium* de Francisco Valles— **en dos libros en los que sigue comentando las doctrinas galénicas. Vuelvo a repetir aquí lo que ya dejó dicho con respecto a los otros comentos del mismo autor; que es muy útil su lectura, y aún indispensable, para los que no contentos con pertenecer al vulgo de los médicos, tratan de penetrar por los siglos más lejanos buscando en cada uno de ellos el nivel de sus conocimientos; para compararlos después con los anteriores y posteriores, apreciar sus progresos o decadencia, deducir de aquí consecuencias filosóficas, adquirir una vasta erudición, enriquecer, en fin, el entendimiento para poder juzgar con acierto de lo presente y dar el justo valor que tenga el estado actual de los conocimientos humanos. No en otra cosa consiste el verdadero estudio de la historia de la medicina, sin el cual nadie puede aspirar a la perfección de este ramo de las ciencias** [69].

[68] A. Hernández Morejón (1842-1852), Vol. IV, p. 16.

[69] A. Hernández Morejón (1842-1852), Vol. III, p. 81.

2. CIENCIA VERSUS CREENCIAS

Si es cierto que Hernández Morejón, en su *Historia bibliográfica de la medicina española,* no definió lo que entendía concretamente por ciencia, ni expuso, tampoco, los criterios por los que se podía diferenciar la ciencia de la creencia, no es menos cierto que fueron varias las ocasiones en las que mostró un explícito rechazo de las creencias irracionales, a las cuales consideraba como auténticos desvíos de la razón. Refiriéndose a Juan Alonso y de los Ruices de Fontecha, dijo:

> Es lástima que esta obra se halle llena de varias credulidades, pues, por otra parte, se encontraban en ella ideas muy sublimes y de gran erudición. También es sensible perdiese el tiempo en escribir un tratado sobre el aojo o fascinio, el cual dice se le estravió [70].

De Arceo, dirá:

> Después de haber agotado los jarabes y conocimientos echaba mano de las perlas orientales, topacios, rubíes, esmeraldas, y de los panes de plata y oro, pagando así tributo a la credulidad de su siglo [71].

Con respecto a la medicina astrológica de Manuel Bocano Francés y Rosales asegurará:

[70] A. Hernández Morejón (1842-1852), Vol. IV, p. 10.

[71] A. Hernández Morejón (1842-1852), Vol. III, p. 177.

> Este tratado de la medicina astrológica es muy curioso a pesar de que en el día no se le puede dar importancia [72].

Cuando se refiera a Juan de Villareal afirmará:

> El gran número de máximas prácticas que se encuentra en su preciosa monografía, la exactitud de su descripción y el tino con que supo arreglar su afán curativo, colocan esta obra entre las mejores de su época. Despojada de algunas ideas que entonces se creían muy ciertas y dan hoy cierto aspecto de inverosimilitud a sus teorías, nada deja de desear y puede, con pocas correcciones, colocarse al final de los conocimientos actuales [73].

3. ORIGEN DE LA CIENCIA Y LA MEDICINA

H. Morejón tuvo muy claro cual fue el factor que hizo nacer la ciencia y la medicina: la necesidad humana. La ciencia, según él, surgió, como diríamos en lenguaje actual, para resolver problemas.

> El estudio de la historia natural trae su origen desde los primeros tiempos en que los hombres dedicados a la vida pastoril, se veían en la necesidad de observar las producciones de la naturaleza, como objetos que tenían

[72] A. Hernández Morejón (1842-1852), Vol. V, p. 59.

[73] A. Hernández Morejón (1842-1852) Vol. IV, p. 281.

constantemente delante, y que les eran indispensables para su uso, conservación y conveniencia... [74].

Fue la dieta la primera parte de la medicina sobre la que se empezó a hacer algunas observaciones, por ser repetidas, las necesidades de comer y beber. Esto confirma también el pensamiento del erudito San Isidoro de Sevilla, lo mismo que el de Gouget más sólido, en mi concepto, que el de Celso, cuando cree que la cirugía fue la primera en cultivarse... [75].

El origen de la medicina española es más sencillo y no está manchado con las fabulosas supersticiones que desfiguran la de aquellos (pueblos). La analogía y el rudo empirismo, la dio origen en nuestra Península, y este principio es el primer paso del entendimiento para adquirir verdades [76].

4. SENSUALISMO, INDUCCIÓN Y LÓGICA INNATA

En lo que hace relación a los asuntos del método científico, es decir, a la manera de perfeccionar y aumentar los conocimientos científicos, Hernández Morejón era un ferviente partidario del sensualismo y del método inductivo. Su principal mentor en el sensualismo fue Condillac y en el inductivismo, Francis Bacon:

[74] A. Hernández Morejón (1842-1852), Vol. II, p. 71.

[75] A. Hernández Morejón (1842-1852), Vol. I, p. 31.

[76] A. Hernández Morejón (1842-1852), Vol. I, p. 33.

> Por último Condillac procuró perfeccionar el método de dirigir el entendimiento; desechó las ideas especulativas y abrió una amplia vía al estudio de la observación y de la experiencia, el único que debe seguirse, como norte seguro, de la verdadera medicina... [77].
>
> Para concluir la del médico de Castilla, quiero recordar con Sprengel que el gran canciller Bacon de Verulamio comparaba la ciencia a una gran pirámide en cuya base están las observaciones y en la cúspide la metafísica [78].

Hernández Morejón reiteró, claramente, su acendrado sensualismo en varias ocasiones. Refiriéndose, por ejemplo, a la *Filosofía scéptica* de Martín Martínez dijo:

> En esta obra, como en la medicina scéptica, fue el objeto del autor probar de una manera inconcusa, que nada conoce el hombre físicamente sino por medio de la percepción que le prestan los sentidos... Por lo tanto si algún conocimiento adquiere el hombre de sus propiedades y naturaleza, lo debe únicamente a la observación y la experiencia [79].

Al hablar de Boerhaave afirmará:

> El gran Boerhaave, jefe de una secta, no se presenta tan admirable como lo fue en su vejez, aspirando sólo al timbre del hipocrático. He aquí por que he dicho en mi ideología que todos los conocimientos clínicos dependen

[77] A. Hernández Morejón (1842-1852), Vol. V, p. 260.

[78] A. Hernández Morejón (1842-1852), Vol. VII, p. 147.

[79] A. Hernández Morejón (1842-1852), Vol. VI, p. 399.

> de las *sensaciones bien percibidas;* el que se aparte de este principio, que hizo a Hipócrates superior a todos los elogios, y famosos a cuantos le han seguido, caerá en el error a cada paso [80].

Las sensaciones recibidas no se ordenaban, según Hernández Morejón, caóticamente, sino que en el interior de la mente humana existían, como había dicho Kant, unas categorías y facultades, innatas e inconscientes, que ordenaban y jerarquizaban las sensaciones:

> Tal fue la primitiva medicina de los antiguos pobladores de España, y de la meditación filosófica se infiere que así como hubo, hay y habrá en todos los hombres una lógica natural con cuyo auxilio, sin conocer la naturaleza, facultades y operaciones de entendimiento, ni menos las reglas que le dirigen, comparan, juzgan, raciocinan y a veces con mucha exactitud, así hubo, hay y habrá una medicina natural en los pueblos, aún en los más salvajes del globo [81].

5. IMPORTANCIA DE LA OBSERVACIÓN

Consecuente con sus supuestos sensualistas e inductivistas, Hernández Morejón subrayó insistentemente la gran importancia que tenía la observación tanto para la investigación como para la práctica médica:

[80] A. Hernández Morejón (1842-1852), Vol. III, pp. 78-79.

[81] A. Hernández Morejón (1842-1852), Vol. I, p. 33.

> Hipócrates no hizo más que abrir la senda por donde debían caminar sus sucesores en una ciencia que lo es sólamente de observación y de experimentación... [82].

> Convendremos con este célebre benedictino —Feijoo— en que el camino recto para acertar en la práctica es el de la observación y la experiencia [83].

Y al referirse a Valles:

> Todo este libro está lleno de consejos y máximas de la mayor importancia, siendo tanto más recomendable cuanto que debemos considerarlo como el fruto de sus observaciones clínicas y la historia de su práctica [84].

Precisamente en este Valles personificaba, Hernández Morejón, el ideal del método de observación clínica:

> ¡Cuánto no debemos y cuánta gloria no debió adquirir igualmente nuestro divino Vallés que recogiendo hechos particulares, comparándolos, deduciendo, estudiando las causas y predisposiciones, apreciando los grupos de síntomas en las enfermedades, fijando su atención a las modificaciones que imprimen en los tejidos y en los órganos, observando la tendencia de la naturaleza a curarlas, y sabiendo, por último, tener en cuenta las alteraciones y destrucción de los sólidos y líquidos en la anatomía patológica [85].

[82] A. Hernández Morejón (1842-1852), Vol. V, p. 268.

[83] A. Hernández Morejón (1842-1852), Vol. VI, p. 275.

[84] A. Hernández Morejón (1842-1852), Vol. III, p. 75.

[85] A. Hernández Morejón (1842-1852), Vol. III, p. 78.

La observación y descripción exacta de todas las enfermedades eran, pues, la base fundamental donde asentar el conocimiento médico:

> Para el adelantamiento de la medicina es indispensable tener una historia o descripción de todas las enfermedades lo más exacta y fiel que sea posible. Sin este requisito faltará siempre el primer cimiento de la ciencia, pero una vez satisfecho, él nos conducirá al acertado pronóstico, a la indicación más filosófica, y al método más seguro [86].

6. HIPOCRATISMO

La idea, tan nuclear en Hernández Morejón, de basar los saberes sobre la patología directamente en la observación clínica tenía, para él, su origen, indiscutiblemente, en Hipócrates. No es extraño, pues, que defendiese vehementemente tanto al griego como a sus seguidores.

> Él [Hipócrates] enlazó el raciciocinio con la experiencia, indicó el mecanismo del pensamiento, señaló el verdadero conocimiento de las potencias intelectuales, el de sus operaciones, los medios de facilitarlas y la aplicación del influjo de los sentidos en el estudio del hombre sano y enfermo [87].

[86] A. Hernández Morejón (1842-1852), Vol. II, p. 135.

[87] A. Hernández Morejón (1842-1852), Vol. VI, p. 259.

> Si Sprengel hubiese cotejado el tiempo en que vivieran Valles y otros médicos anteriores y coetáneos suyos con la época de Mercado, y hubiese notado los esfuerzos de todos ellos para difundir y generalizar el gusto de la medicina hipocrática en España, se había abstenido de escribir las sandeces que refiere en su historia de la medicina respecto a la doctrina de Hipócrates [88].

Consecuentemente, cuando Hernández Morejón se refirió a Sydenham, para elogiarlo en grado sumo, lo llamó el segundo Hipócrates:

> Si... tratase de elogiar a este último práctico me creería incapaz de hacerlo cual se merece, y mi tímida pluma sólo alcanzaría a manifestar el respeto que me inspira la memoria de este gran observador, de este segundo Hipócrates [89].

7. ANTISISTEMATISMO

Coherente con su sensualismo, hipocratismo e inductivismo, Hernández Morejón vio en los sistemas —sobre todo en los sistemas radicales— un claro obstáculo para el progreso de la ciencia médica:

> Finalmente apagadas las pasiones con los años, cansados los espíritus y lo que es más, ilustrados los hombres con la triste realidad de muchas víctimas, terminó

[88] A. Hernández Morejón (1842-1852), Vol. III, p. 63.

[89] A. Hernández Morejón (1842-1852), Vol. IV, p. 15.

> aquel ruidoso, como tienen precisión terminar siempre todos los sistemas exagerados sean cuales fueren, esto es, primero por el ridículo y luego por el olvido... [90].
>
> Como entusiasta y decidido campeón del referido sistema habla (Miguel Rodríguez) contra el P. Fr. Antonio José Rodríguez al que honra llamándolo público antagonista de todos los sistemas [91].

Hablando de Pascual Virrey y Mange y de su *Prontuario aforístico...*, señaló Morejón:

> Constante el autor en amoldar todas las teorías médicas al sistema del ácido y alcali que tanto le entusiasmaba, como hemos visto en todas sus producciones, no olvidó en el presente ese exclusivismo tan perjudicial como insostenible. Así es que este comento de los aforismos de Hipócrates participa del mismo colorido. Aparte de este pequeño lunar, Virrey desempeñó bastante bien su objeto [92].

Refiriéndose a Oliva Sabuco de Nantes, afirmó:

> Es digno hasta cierto punto de alabanza, por haber sido el primer ingenio español y aún, podemos decir el único, a quien se debe la creación de un sistema, de uno de esos halagüeños desvaríos de la fantasía, tanto más perjudiciales cuanto, por lo regular no carecen de cierta seducción y se insinúan con facilidad en los espí-

[90] A. Hernández Morejón (1842-1852), Vol. VI, p. 302.

[91] A. Hernández Morejón (1842-1852), Vol. VII, p. 112.

[92] A. Hernández Morejón (1842-1852), Vol. VII, p. 83.

> ritus poco filosóficos, desviando al entendimiento del estudio observador de la naturaleza, único que nos puede conducir al deseado fin en la profesión [93].

Y al hacer resumen de la medicina española del siglo XVIII, Hernández Morejón resaltó, como un mérito, el importante hecho de que ningún médico español fuera cabeza de una secta sistemática:

> Véanse, pues, como en el siglo XVIII la medicina española no desdeñó ningún adelanto positivo, ni quedamos estacionarios en la gran revolución que se efectuaba en todos los ramos de las ciencias naturales. Por el contrario también nosotros contribuimos con nuestras luces y descubrimientos al gran fomento del saber, aún cuando, como queda dicho, no nos lanzamos ciegamente en el extraviado camino de los sistemas, pudiendo asegurar con justa vanagloria que ningún médico español fue en época alguna cabeza de secta, ni la gran mayoría de nuestros profesores se apartó de los sabios consejos del padre de la medicina [94].

8. ANTIARISTOTELISMO Y ANTIGALENISMO

La posición claramente antisistemática de Hernández Morejón le llevó —quizá de forma algo exagerada— a considerar negativamente a Aristóteles y sus supuestos, por ser los caminos que habían conducido directamente a la creación de sistemas. En

[93] A. Hernández Morejón (1842-1852), Vol. III, p. 343.

[94] A. Hernández Morejón (1842-1852), Vol. VI, p. 287.

Galeno vio, igualmente, al autor de un dogma que, aunque en su tiempo pudo ser útil, a partir del siglo XVI se convirtió en obstáculo para la libre observación y el razonamiento inductivo:

> En efecto, Pereira desató las cadenas del galenismo, que por espacio de trece siglos, no de catorce, como dice Bordeu, habían arreojado a todos los médicos de Europa: él restituyó al entendimiento médico, la dignidad y la independencia [95].

Al referirse a la obra de Juan Gallego de la Serna, H. Morejón insistirá en que Aristóteles y Galeno son cosa del pasado y dirá:

> ...esta obra, en la que el autor sigue las doctrinas filosóficas de Aristóteles, y las médicas de Galeno, es una de las más científicas en su clase según las ideas del siglo que se escribió. En el día es uno de los monumentos históricos [96].

Cuando estudie a Lorenzo González afirmará:

> No nos detendremos en el análisis de este último teorema; baste decir que sus ideas humorales eran la de los médicos galénicos de su tiempo. Ellas formaban precisamente el dogma venerando de la medicina dogmática racional de los grandes maestros del mundo médico, como ya hemos manifestado en varios lugares de esta obra [97].

[95] A. Hernández Morejón (1842-1852), Vol. III, pp. 42-43.

[96] A. Hernández Morejón (1842-1852), Vol. V, p. 30-31.

[97] A. Hernández Morejón (1842-1852), Vol. VI, p. 164.

Como decíamos anteriormente, según nuestro autor los primeros ataques contra el galenismo y el aristotelismo se dieron el siglo XVI:

> ...lea las obras de este médico filósofo, que no sólo podrá decir que habrá hallado todos los conocimientos reinantes en las escuelas nacionales y extranjeras del siglo XVI, sino que verá a Valles avanzando en los adelantos ulteriores, y dando los primeros pasos contra el filósofo de Stagira [98].

Pero este camino iniciado en el siglo XVI tuvo un pequeño retroceso a principios del siglo XVII en el que:

> ...al espíritu hipocrático, al gusto por los comento de las obras del sabio griego, sucedió la afición a las sutilezas galénicas y aritotélicas [99].

A finales del siglo XVII y principios de XVIII el galenismo y el aristotelismo daban —siempre según H. Morejón— ya los últimos zarpazos:

> No nos detendremos en hacer un análisis más extenso de esta última obra de Zapata: baste decir que es una de las controversias más entretenidas de los siglos 17 y 18, en que el aristotelismo y el galenismo hicieron los últimos esfuerzos para mantener su preponderancia, ya heridos de muerte por tantas y tan discretas plumas, como se habían empleado en su ruina [100].

[98] A. Hernández Morejón (1842-1852), Vol. III, p. 64.

[99] A. Hernández Morejón (1842-1852), Vol. IV, p. 17.

[100] A. Hernández Morejón (1842-1852), Vol. VI, p. 171.

Y la segunda mitad del siglo XVIII trajo, según Hernández Morejón, el abandono absoluto de las doctrinas galénicas y aristotélicas:

> Sin embargo, se había minado el baluarte de la autoridad; se había desechado la lógica peripatética como defectuosa; se vieron falsos los dogmas del filósofo de Estagira; buscábase la verdad como una vehemencia heróica; la razón escudriñaba todas las cuestiones modernas; se leían todos los sistemas del mundo, el análisis, la inducción y la analogía guiaban a los hombres estudiosos y aquella constante aplicación, aquellas combinaciones, y el atento juicio que prestaron para observar, comparar y deducir dio por resultado el abrazar los nuevos adelantados de la física, los de la dialéctica, y concluir de una vez cuanto habían escrito Aristóteles y sus sectarios [101].

El sentimiento antigalenista era extremadamente fuerte en H. Morejón. Tan fuerte que en una ocasión se atrevió a calificar las teorías del de Pérgamo de verdaderas credulidades:

> Ninguno de ellos ha presentado un cuadro más preciso y bien acabado que Toro, haciendo abstracción de sus teorías galénicas y de otras credulidades en la parte terapéutica, hijas del estado de los conocimientos de su siglo [102].

[101] A. Hernández Morejón (1842-1852), Vol. VI, p. 256.

[102] A. Hernández Morejón (1842-1852), Vol. III, pp. 212-213.

9. EXPERIMENTACIÓN

Hernández Morejón consideró que la experimentación, entendida, claro, según el concepto decimonónico, era un complemento —pero un complemento importante— de la observación, y que sus resultados eran, a la larga, los que confirmaban o desmentían las doctrinas:

> En efecto, si los progresos que los hombres estudiosos han hecho en todos los ramos de la humana inteligencia se deben cifrar únicamente en los descubrimientos de verdades, y no en las paradojas hipotéticas seguidas de actos atrevidos e impremeditados, hijos de la irreflexión o de la exaltación de ideas estraviadas; aquellos que juiciosa y prudentemente han desconfiado y manteníndose en una duda filosófica hasta que la colección de experimentos bien ejecutados por sí mismos han confirmado o desmentido de los hechos, merecen sin duda alguna, y con mejores títulos, las consideraciones de los hombres juiciosos de todos los países, más que los que tan fácilmente abrazaron las innovaciones sistemáticas para verlas luego desmentidas por los desengaños [103].

La práctica de la experimentación era, consecuentemente, para él, una de las notas que caracterizaba la modernidad. Así, hablando de Avenzoar, dirá:

> ...sus experimentos en animales vivos, le asemejan a muchos de nuestros modernos de este particular [104].

[103] A. Hernández Morejón (1842-1852), Vol. VI, p. 268.

[104] A. Hernández Morejón (1842-1852), Vol. I, p. 127.

Y, naturalmente, la fisiología era una de las ramas de la medicina que más se beneficiaban de las enseñanzas de este método experimental:

> **Malpighio, a quién el gran Boerhaave llama inmortal, fue uno de los padres de la medicina fisiológica, y uno de los primeros también que con sus experimentos empezó a ilustrar esta interesantísima parte de los conocimientos médicos [105].**

10. OBSERVACIÓN MICROSCÓPICA

La posición de Hernández Morejón, respecto a la utilización del microscopio, fue ambivalente, pues, si bien pensaba que ayudaba a ver cosas anteriormente invisibles, también, como buen sensualista, creía que podía inducir a error al modificar la apariencia de la realidad:

> **A este siglo pertenece el célebre Leewenhoec que con sus prolijas observaciones microscópicas hizo descubrimientos sorprendentes, al par que abrió el camino a mil ilusiones que produjeron las más absurdas ideas [106].**

11. PROGRESO CIENTÍFICO

Hernández Morejón creyó firmemente en el progreso de las ciencias y en que este mismo progreso, con el tiempo, ponía en

[105] A. Hernández Morejón (1842-1852), Vol. VI, p. 14.

[106] A. Hernández Morejón (1842-1852), Vol. p. 15.

claro zonas de la realidad que habían sido desconocidas por los clásicos.

> Por último (los árabes) describieron algunas enfermedades desconocidas por los griegos, como las viruelas, el sarampión, la supuración del pecho, del mediastino, etc., por lo cual con justa razón podemos decir que hicieron progresos en la medicina. Cierto es que, imparcialmente hablando, no tuvieron la circunspección de aquellos, ni su sencillez, ni la atenta observación que tanto los distinguieron... [107].

> A sacar del olvido en que yacen los venerables maestros (árabes) que, descubriendo verdades importantes, dieron un gran impulso al progreso de los conocimientos humanos [108].

En otras disciplinas, no propiamente médicas, este progreso también existía y era, incluso, más evidente:

> ...antes de que llegase esta ciencia (la química) el grado de esplendor en que hoy se encuentra cuya gloria es debida a los modernos [109].

12. REVOLUCIONES Y DISPUTAS CIENTÍFICAS

Como dijimos en los primeros capítulos, según las opiniones de las distintas escuelas epistemológicas e historiográficas, el

[107] A. Hernández Morejón (1842-1852), Vol., p. 133.

[108] A. Hernández Morejón (1842-1852), Vol. II, p. 116.

[109] A. Hernández Morejón (1842-1852), Vol. II, p. 83.

progreso científico puede ser paulatino o tener lugar, en cambio, a través de auténticas revoluciones científicas.

Hernández Morejón, si bien no descartó la existencia de un progreso paulatino, reconoció claramente que a menudo se producían verdaderas revoluciones científicas:

> Descubriéndose luego las Américas, ese verdadero nuevo mundo con que nos brindó una suerte amiga, abriéndonos las puertas de los tesoros de los tres reinos de la naturaleza, que había ocultado por tantos siglos a la penetración de los mayores talentos. Su aparición ocasionó verdaderamente una revolución en las ideas de todos los geógrafos y filósofos... [110].

> El libro de que hablamos (*Favores de Dios ministrado por Hipócrates y Galeno...* de Tomás Murillo Velarde y Jurado) es un momento histórico, interesante bajo el punto de vista de los cambios y revoluciones que de tiempo en tiempo ha sufrido la ciencia a medida que los siglos, avanzando en su carrera, han traído ora progresos en los conocimientos humanos, ora la decadencia de las letras [111].

Morejón reconoció, también, que en la ciencia se producían disputas que, en general, no hacían avanzar la ciencia, sino que la desviaban, más bien, de su objetivo primordial:

[110] A. Hernández Morejón (1842-1852), Vol. II, p. 85.

[111] A. Hernández Morejón (1842-1852), Vol. V, p. 337.

> Le concedemos también que las disputas estériles, en las que se interesa el amor propio y no la indagación, lejos de ser útiles extravían los entendimientos [112].

Estas disputas se planteaban, más que en la ciencia propiamente dicha, en la metafísica, donde no podía haber pruebas que dieran definitivamente la razón a unos u otros.

> Encontrábase la filosofía y demás ciencias entregadas en toda Europa a las disputas escolásticas, y casi todas las cátedras se hallaban regentadas por eclesiásticos, principalmente por regulares, dominicos y franciscanos, que forman aquellos dos partidos de tomistas y escolistas que tanto alborotaron, y que disputaban infatigables no por amor a la verdad, sino por alcanzar una victoria pueril sobre sus contrarios, empleando para ello las redes de las sutilezas metafísicas y del ergotismo... [113].

> Pero todos huyeron de abordar la cuestión con espíritu filosófico; ninguno la examinó bajo el punto de vista imparcial cual era la observación juiciosa de los buenos o malos resultados del uso del antimonio; perdieron el tiempo los prácticos en la impugnación y la defensa apurando los silogismos y no consiguieron más que embrollar la cuestión con sutilezas. Agriáronse los ánimos, heridos de expresiones y dicterios agenos del punto que se discutía, y, rechazando cada cual esta falta de educación en su contrario, no veía sus propias defectos [114].

[112] A. Hernández Morejón (1842-1852), Vol. VI, p. 275.

[113] A. Hernández Morejón (1842-1852), Vol. I, p. 239.

[114] A. Hernández Morejón (1842-1852), Vol. VI, pp. 176-177.

Sólo en contadas ocasiones estas disputas ayudaban al progreso. Lo hacían cuando conseguían aumentar el interés por la investigación:

> Estas son las noticias más claras que nos dejaron consignados en sus polémicas los partidarios de la aqua de la vida. Por ellas se deduce el estado de la química en aquel tiempo y cuánto se afanaban los hombres en su estudio. Más, dejando aparte el ridículo de las pretensiones virtuales de semejante composición, sólo diremos que estos debates no dejaron de tener su buen resultado, cual fue el mantener siempre despierto el estímulo de las investigaciones de la alquimia que nos fue insensiblemente conduciendo a los adelantos de los análisis químicos de nuestros días [115].

13. ENVEJECIMIENTO DE LA LITERATURA CIENTÍFICA

Aunque, consecuente con su ya citado historicismo, Hernández Morejón pensó que muchas de las obras que reseñaba no tenían la utilidad directa para el médico de su tiempo, creyó que otras, en cambio, no habían envejecido y continuaban, a pesar del tiempo, siendo de gran ayuda para la práctica médica diaria:

> El libro de las epidemias de Valles... todo médico debería poseer un ejemplar si se reimprimiese, para traerle día y noche entre manos... [116].

[115] A. Hernández Morejón (1842-1852), Vol. VI, p. 69.

[116] A. Hernández Morejón (1842-1852), Vol. III, p. 74.

> Ultimamente, esta obra (*Praxis médica* de Piquer) es muy digna de estudiarse aún hoy en día. Sus doctrinas, fundadas en la misma naturaleza, son eternas como ella. Recomiendo, pues, encarecidamente su lectura a jóvenes y les encargo que noten bien sus explicaciones y la prudencia con que aconseja conducirse en las enfermedades principalmente en las de carácter inflamatorio [117].

> No podré recomendar nunca suficientemente a mis discípulos y amigos estos *Comentarios* de Hipócrates (de Andrés Piquer) como igualmente la obra *Medicina práctica* de la que más abajo hablaré. En ella debe estudiar de continuo el joven médico y aún merece ser trasmitida a la memoria, porque el fondo de sabiduría que contiene, de observación y de verdad, la coloca en el número de los escritos que jamás caducan sean cuales fueren las revoluciones de las ideas [118].

Los clásicos tenían para Hernández Morejón gran utilidad, en algunas ocasiones por poder aplicar sus ideas directamente a la práctica, pero más principalmente por enseñar cuál era el camino del propio progreso científico:

> No me cansaré de recomendar a mis discípulos la lectura de las obras de este grande hombre: los jóvenes amantes del estudio, los émulos de las glorias literarias de su patria, los ingenios que aspiren a los adelantos de la celebridad, estudien a Valles, pues que nadie podrá llegar al templo de la fama si antes no pasa por el estudio de las obras antiguas si no sigue paso a paso los progresos de la ciencia, y aprende en los hombres más

[117] A. Hernández Morejón (1842-1852), Vol. VII, p. 154.

[118] A. Hernández Morejón (1842-1852), Vol. VII, p. 152.

esclarecidos de los siglos pasados, los medios de hacerse superior a la época en que vivieron [119].

14. INDEPENDENCIA DE LA CIENCIA

Para Hernández Morejón las opiniones y las ideas, en especial las médicas, debían ser absolutamente independientes de los poderes políticos y de los intereses económicos:

> **He leído que se prohibió esta obra** (*Desengaño contra el mal uso del tabaco* ...de Francisco Leiva y Aguilar) **por mandato del Consejo de Castilla, porque en su publicación se disminuyeron considerablemente las rentas del tabaco. Apenas es creíble esta especie; pero real o no, la opinión que se experimenta por un celo mal entendido no debe detener la pluma del médico filántropo y filósofo, el que ha de hablar siempre con valentía y noble independencia, principalmente cuando se trata de la salud pública o del bien estar de sus conciudadanos** [120].

Esta independencia exigía, consecuentemente, que la ciencia tuviera un carácter internacional y que se mantuviera alejada de cualquier tipo de nacionalismo:

> **Empero el hombre de la ciencia no conoce naciones ni se preocupa con los sabios que no coinciden con él en una común creencia** [121].

[119] A. Hernández Morejón (1842-1852), Vol. III, p. 62.

[120] A. Hernández Morejón (1842-1852), Vol. V, p. 174.

[121] A. Hernández Morejón (1842-1852), Vol. I, p. 125.

15. FACTORES QUE FAVORECEN Y FACTORES QUE DIFICULTAN EL PROGRESO CIENTÍFICO

A lo largo de la obra de Hernández Morejón encontramos reseñados diversos factores que, según él, ayudaron a que la ciencia médica se desarrollase en nuestro país. Entre estos factores destacó: la expulsión de los sarracenos [122], el descubrimiento de América [123], la fundación de universidades [124], la creación de hospitales [125], el establecimiento de instituciones tales como las Reales Academias [126], la existencia de un órgano como el Protomedicato que ayudaba a los médicos universitarios e impedía que se confundiesen con charlatanes y ensalmadores [127], la imprenta [128], la venida de médicos extranjeros a nuestro país [129], y, por último, la separación entre medicina y la cirugía [130].

Respecto a los factores que entorpecían el progreso de la ciencia, Hernández Morejón citó en primer lugar la guerra.

> **Los reyes de Castilla recobraban la patria por tantos siglos perdida, las ciencias y las artes heridas por el rayo de la guerra, huyeron de nosotros** [131].

122 A. Hernández Morejón (1842-1852), Vol. I, pp. 256-58.

123 A. Hernández Morejón (1842-1852), Vol. I, pp. 256-58.

124 A. Hernández Morejón (1842-1852), Vol. I, pp. 256-58 y Vol. IV, pp. 43-44.

125 A. Hernández Morejón (1842-1852), Vol. I, p. 156.

126 A. Hernández Morejón (1842-1852), Vol. VI, p. 251.

127 A. Hernández Morejón (1842-1852), Vol. I, p. 255.

128 A. Hernández Morejón (1842-1852), Vol. I, p. 254.

129 A. Hernández Morejón (1842-1852), Vol. VI, p. 271.

130 A. Hernández Morejón (1842-1852), Vol. I, p. 241.

131 A. Hernández Morejón (1842-1852), Vol. I, pp. 129-32.

Otro factor igualmente importante fue la existencia de unos valores sociales excesivamente militaristas:

> Ocupados los españoles en los ejercicios militares, el gusto y la educación de la época eran las fuerzas físicas, la equitación, el estruendo de las armas, todo cuanto podía inspirarles amor hacia ellas, y contribuir a la robustez de la juventud. Sin otro afán, ni más estímulo que la gloria de los combates, el valor y la victoria, descuidaron enteramente las ciencias [132].

Estas dos afirmaciones no pueden menos que extrañar cuando se recuerda la profesión del médico militar que tuvo Hernández Morejón.

16. A MODO DE RESUMEN

Podemos decir, a modo de resumen, que Hernández Morejón, desde una óptica historicista, creyó que la historia debía ser un conocimiento objetivo. Separó claramente la ciencia de las creencias aunque no llegó a definir cual era el criterio para esta distinción. La ciencia nacía, según él, para resolver los problemas que la humanidad tenían planteados. Todos los conocimientos derivaban de las sensaciones aunque reconoció, a la manera de Kant, que había una lógica innata que ordenaba estas sensaciones. Consecuentemente, creyó que la observación clínica era el camino más seguro para hacer progresar la ciencia médica. Personificaba esta tendencia en Hipócrates. Los sistemas médicos eran, por contra, desvaríos de la razón que apartaban a la ciencia médica

[132] A. Hernández Morejón (1842-1852), Vol. I, p. 199.

de su recto camino. Aristóteles, por ser el creador de una filosofía y un método que conducía a la formación de sistemas, y Galeno, como padre del primer gran sistema que apartó a los médicos del camino que había indicado Hipócrates, fueron condenados por Hernández Morejón. Nuestro autor defendió la experimentación, como un método complementario de la observación, y afirmó que era de gran utilidad, sobre todo para la fisiología. El uso del microscopio podía revelar cosas invisibles a simple vista, pero, como buen sensualista, Hernández Morejón creyó que también podía inducir a error. El progreso médico y científico era evidente. En esta línea de progreso se producían a veces, según nuestro autor, auténticas revoluciones. Las disputas científicas se originaban fundamentalmente a niveles filosóficos y metafísicos y en raras ocasiones eran útiles para el progreso científico. Hernández Morejón pensó que muchas de las obras que reseñaba estaban ya totalmente obsoletas, sin embargo creyó que unas pocas de ellas mantenían su vigencia y todavía eran directamente útiles al médico de su tiempo, a pesar de que hubieran transcurrido ya doscientos o trescientos años desde la fecha de su publicación. Aparte de esta utilidad inmediata en algunos casos, la lectura de los clásicos servía —debía servir— fundamentalmente, para conocer cual era el camino del progreso. La ciencia tenía que ser internacional, e independiente de factores económicos, políticos o sociales. Reconoció, sin embargo, que había factores externos que favorecía el desarrollo científico mientras que otros lo entorpecían. Entre los primeros destacó, para España, los siguientes: la expulsión de los sarracenos, el descubrimiento de América, la fundación de las universidades, la creación de hospitales, la labor de instituciones como la Real Academia Española, la Real Biblioteca, o la Academia de la Historia, la existencia de Protomedicato, la imprenta, la venida de médicos extranjeros y, por último, la separación entre la medicina y cirugía. Como factores adversos citó la guerra y los valores, excesivamente militaristas, de la sociedad española.

IV. ANASTASIO CHINCHILLA

Anastasio Chinchilla y Piqueras nació, en Ayora, provincia de Valencia, en 1801. De joven realizó estudios eclesiásticos en Orihuela. Los abandonó para pasar a estudiar medicina en la Universidad de Valencia, obteniendo el título de licenciado en 1829. El doctorado lo realizaría bastantes años después, en 1846. Hizo oposiciones a médico militar y, como tal, se le encomendaron diversas misiones por varios lugares del territorio español. Desempeñó, también, funciones docentes, encargándose de la cátedra de historia de medicina española del Ateneo Científico, Literario y Artístico de Madrid, y sustituyendo, en la cátedra de zoología, a Tomás Villanova, cuando éste estuvo ausente o enfermo. En 1841 explicó medicina legal y forense en el Liceo Valenciano y en 1846 fué nombrado médico honorario de la Real Cámara [133].

De los escritos de Chinchilla, los más interesantes son, sin duda, los que dedicó a la historia de la medicina. La mayoría de éstos no son más que una reordenación de obras extranjeras, como las de François Broussais y Kurt Sprengel, siendo el más original la llamada *Historia general de la medicina española,* en la que, por el método bibliográfico, intentó ofrecer una visión general de la evolución de la ciencia médica en nuestro país. La

[133] Cf. E. Salcedo y Ginestal (1904); L. Sánchez Granjel (1963); J. M.ª López Piñero (1969); L. Sánchez Granjel (1973); L. Sánchez Granjel (1977b); L. Sánchez Granjel (1981) y F. Bujosa Homar (1983a).

coincidencia de supuestos, finalidades, fuentes, errores y omisiones con la obra, entonces aún inédita, de Antonio Hernández Morejón, hicieron que Chinchilla fuese acusado de plagio. Si se tiene en cuenta, además, que Chinchilla trabajó como amanuense de Morejón, las sospechas aumentan. Es de justicia, sin embargo señalar, también que en la historia de Chinchilla aparecen 273 médicos no estudiados por Morejón. Un dato, éste, suficientemente significativo para poder afirmar que, al menos en parte, Chinchilla trabajó con material propio.

La Historia general de la medicina española, de Chinchilla, está fragmentada en cuatro épocas: abarca, la primera, desde la llegada de los fenicios hasta la invasión islámica; la segunda incluye los siglos medievales; la tercera se inicia al finalizar el siglo XV y concluye en los años finales del siglo XVIII; la cuarta comprende la que en su tiempo era la medicina contemporánea. Según ha señalado López Piñero, la obra está escrita con la intención, típicamente romántica, de reivindicar la importancia de nuestra tradición médica nacional. Esta característica fue el denominador común de toda la producción de Chinchilla, llegando, a veces, a extremos tan pintorescos como el de citar, en su obra *Triunfo de la medicina española,* a un médico valenciano, Francisco Matías Martí, de existencia más que dudosa, para el que pretendía la gloria del descubrimiento de la circulación sanguínea. En general podemos decir que la *Historia de la medicina española* [134] ofrece, a la hora de investigar sus supuestos epistemológicos, mucho menos materiales que la de Hernández Morejón y esos materiales son, también, mucho menos coherentes que los de su colega. Como visión general se puede afirmar, sin embargo, que los supuestos epistemológicos del primero coinciden salvo en algunos detalles que señalaremos con los del segundo, cosa nada extraña si se recuerda los grandes elogios que Chinchilla dirigió

[134] A. Chinchilla (1841-1846).

al *Ensayo sobre la ideología clínica* [135], la obra en la cual Hernández Morejón hacía explícitos, como dijimos, sus ideas epistemológicas en relación con el ejercicio clínico:

> Esta bellísima obra, la primera en su género, —decía Chinchilla— podría por sí solo dar a conocer e inmortalizar a su autor: ¡Qué máximas tan importantes! ¡Qué conocimiento tan profundo del hombre revela esta composición! El entendimiento goza extraordinariamente de su lectura, y se deja arrebatar por la novedad y la inexplicable magia de su lenguaje [136].

Para exponer los supuestos epistemológicos de la obra de Chinchilla, ordenaremos, al igual que hacíamos con Hernández Morejón, sus ideas en diversos epígrafes.

1. ORIGEN DE LA MEDICINA CIENTÍFICA

Para Chinchilla, la medicina científica tuvo su inicio en el momento en el que los que se ocupaban de la enfermedad dejaron de lado las creencias y empezaron a basarse en la experiencia y en la razón:

> Entonces fue cuando los sacerdotes queriendo resistir y balancear el esfuerzo de los filósofos, dejaron los encantos y eligieron el verdadero medio de progresar en el estudio de las enfermedades escribiendo sus histo-

[135] A. Hernández Morejón (1821).

[136] A. Chinchilla (1841-1846), Vol. IV, p. 532.

rias y los remedios que la experiencia había acreditado ser útiles [137].

Ya hemos visto en los artículos anteriores el estado de nuestra medicina, que, aunque naciente y absolutamente empírica, se acercaba más a la racional [138].

2. LA OBSERVACIÓN CLÍNICA COMO MÉTODO FUNDAMENTAL DEL CONOCIMIENTO MÉDICO

Chinchilla creyó que la base de la ciencia y de la práctica médica estaba en la precisa descripción de los casos clínicos, a fin de construir un saber objetivo sobre las maneras del enfermar humano. Todo intento de buscar esencias y causas lo consideró, por contra, pernicioso para la ciencia y lo tildó de ontologismo. En este sentido, refiriéndose a la obra de Alonso Díez Daza, Chinchilla afirmó:

> Que hay observaciones interesantísimas sobre la naturaleza de las orinas en ciertas enfermedades, es indudable. Que están hechas y recogidas por hombres inteligentes de buena fe, ciertísimo. No falta, pues, otra cosa a mi entender que entresacar estas observaciones, depurarlas del ontologismo con que están escritas y presentarlas con toda su pureza y cual son en sí. Este trabajo queda por hacer en la ciencia y creo que si una persona inteligente se dedicara a esto, haría un gran servicio a la medicina práctica [139].

[137] A. Chinchilla (1841-1846), Vol. I, p. 14.

[138] A. Chinchilla (1841-1846), Vol. I, p. 16.

[139] A. Chinchilla (1841-1846), Vol. II, p. 135.

Más tarde, cuando hable de Gutiérrez de los Ríos, repetirá su gran consideración por las observaciones clínicas bien hechas:

> **La obrita de Gutiérrez de los Ríos es digna de toda la consideración de los médicos, y de ser consultada más de lo que es, porque en ella encontrarán observaciones de enfermedades bien escritas, los pronósticos que se hicieron de ellas por el pulso y el resultado constante que dieron [140].**

3. HIPOCRATISMO

Al igual que hiciera Hernández Morejón, Chinchilla puso, como ejemplo paradigmático de buena observación clínica y, por tanto, la figura a la cual debían imitar los médicos que quisieran contribuir a la ciencia, a Hipócrates:

> **Tienen ya mis lectores un estracto conciso pero fiel de la preciosa obra del doctor Gaspar Casal ¡Cuánto ganarían la ciencia y la humanidad si todos los médicos imitasen a este digno sucesor del gran Hipócrates! [141].**

4. LA METAFÍSICA Y EL ESCOLASTICISMO ENEMIGOS DEL PROGRESO CIENTÍFICO

Si la observación y la experiencia eran el buen camino de la

[140] A. Chinchilla (1841-1846), Vol. II, p. 130.

[141] A. Chinchilla (1841-1846), Vol. II, p. 347.

ciencia, Chinchilla creyó que las cuestiones metafísicas y el escolasticismo eran, por contra, uno de los peores enemigos del saber médico.

> Reduciré mi dictamen a muy pocas palabras: Las obras de Mercado relativas a la medicina práctica son dignas de consultarse aún el presente, porque en ellas se muestra un práctico consumado, un sabio, un segundo Hipócrates; pero en las que tienen relación con la metafísica, la física etc. como son las materias del primer tomo es un segundo Aristóteles y necesita un Edipo para entenderle... [142].

> No puedo conformarme con el dictamen de mi maestro. Yo diré que la obra, cuyo sucintísimo plan acabo de presentar es el océano del ontologismo: que Mercado echó a volar su imaginación por los inmensos espacios de la metafísica: que todas las ideas útiles que contiene en este tomo de mil fojas cavales, pudieron escribirse en una veintena de ellas: que su lectura causa pesadilla y en mi concepto se quedó atrás el escritor Sprengel [143].

Al referirse a la obra de Juan Bautista Navarro dirá:

> En el día aún pudiera consultarse con provecho, si se la espurgara de tanto escolasticismo como abunda, y entresacando las buenas observaciones tanto propias como traídas de otros autores que contiene [144].

[142] A. Chinchilla (1841-1846), Vol. II, p. 146.

[143] A. Chinchilla (1841-1846), Vol. II, p. 141.

[144] A. Chinchilla (1841-1846), Vol. II, p. 426.

5. ANTISISTEMATISMO

Al igual que Hernández Morejón, y en consecuencia con su gran defensa de la observación clínica, Chinchilla vio en los sistemas médicos un importante y frecuente desvío del recto camino que debía seguir la ciencia médica:

> Valles hubiera hecho el mayor servicio a la ciencia y a la humanidad, si se hubiera dedicado solamente a comentar e ilustrar los libros de Hipócrates ¡Ojalá que jamás hubiese llegado a sus manos las obras del médico de Pérgamo! Aprenda pues los amigos de los sistemas y convénzase que los que no están fundados en la naturaleza y en la observación, no pueden resistir a las pruebas del tiempo... [145].

> Los Ponces de Santa Cruz, los Bravos, los Heredias, los Villareal, los Marojas, los Sotos, los Castros y otros muchísimos que en el decurso del espresado siglo hemos dado a conocer, contuvieron los ánimos de los médicos españoles, para que no se descarriasen en pos de tanto sistema, y abandonaran la senda de la observación y experiencia por la que con tanta gloria habían corrido... [146].

> Esta alegoría de que se vale el autor (Marcelino Boix y Moliner) para criticar las exageraciones de los médicos sistemáticos es en un concepto de las mejores censuras que se han escrito. El autor se vale de un lenguaje poco

[145] A. Chinchilla (1841-1846), Vol. I, p. 131.

[146] A. Chinchilla (1841-1846), Vol. III, p. 3.

> serio, el cual al mismo tiempo que instruye divierte el ánimo del lector... [147].
>
> Difícil es presentar una crítica tan oportuna y bien meditada contra los sistemas de medicina y sus sectores como la que ofrece el autor (Agustín Argüello) en la persona del Doctor Mejano [148].

6. ANTIARISTOTELISMO Y ANTIGALENISMO

Chinchilla, como Morejón, vio en Aristóteles el formulador de una doctrina filosófica que conducía sin remisión a la formación de sistemas, y en Galeno, el creador del primer gran sistema. No debe extrañar, pues, que ambos fueran condenados sin paliativos.

> Así no se creían autorizados ni libres para poner en duda, ni mucho menos para combatir a los intérpretes del filósofo de Stagira y del médico del Pérgamo: y sujetos a este grupo servil no les fue posible sacar la ciencia de la esclavitud... [149].
>
> ¿Qué estraño es, pues, que el mérito de Pereira quedara oscurecido? ¿Qué de admirar que los galenistas, presuntuosos y obcecados de añejas preocupaciones, despreciasen las obras del que les demostrara sus errores, y ridiculizaba su servilismo al médico de Pérgamo?... [150].

[147] A. Chinchilla (1841-1846), Vol. III, p. 15.

[148] A. Chinchilla (1841-1846), Vol. III, p. 349.

[149] A. Chinchilla (1841-1846), Vol. I, p. 150.

[150] A. Chinchilla (1841-1846), Vol. I, p. 386.

> Las opiniones y explicaciones teóricas que da Moroja de las calenturas pecan, como todas de su tiempo, del galenicismo; pero las prácticas son escelentes: lo acreditan de una grande y juicioso observador, y si se entresacasen de las primeras, aún se consultarían con interés y provecho [151].

7. DEFENSA DE LA EXPERIMENTACIÓN

Chinchilla pensó y afirmó que la experimentación era un excelente camino para la investigación médica. Hay que decir, sin embargo, que posiblemente no distinguió de manera clara la experimentación y la simple observación por lo que resulta sumamente ambiguo el uso que hace de la palabra experimento, y mucho más del adjetivo experimental:

> Los fisiólogos más distinguidos en el día han hecho de la fisiología una ciencia práctica, en términos, que esta parte tan interesante de la medicina es, como las demás, esperimental. No se encuentra en los elementos de que tratamos (*Elementos de fisiología especial o humana,* de Mosácula) la parte esperimental que el autor estaba reuniendo, pero puedo asegurar que la mayor parte y la más principal de los fenómenos fisiológicos contaban con el apoyo de los experimentos [152].

[151] A. Chinchilla (1841-1846), Vol. II, p. 395.

[152] A. Chinchilla (1841-1846), Vol. IV, p. 330.

8. PROGRESO CIENTÍFICO

Chinchilla creyó que tanto la medicina como todas las otras ciencias progresaban de manera bien evidente.

> A pesar de lo mucho que se ha adelantado en estos tiempos en la física, química, historia natural etc., cualquiera que lea atentamente las obras de Valles, hallará que para algunos de ellos allanó la senda a la posteridad... [153].

> Desde que los árabes, especialmente Abdalla y Beytar, hicieron tantos progresos en la botánica y con miles de experimentos probaron la eficacia de sus virtudes en la curación de las enfermedades; la materia médica se enriqueció con muchísimos medicamentos, que o bien no eran conocidos, o no se habían hecho las justas aplicaciones... [154].

> Renauldin al presentar los progresos de la literatura médica en Europa en este siglo, atribuye su causa a la propagación en ella de la medicina hipocrática: en esta parte tiene mucha razón... [155].

> Trescientos y siete años cuenta ya de fecha (La *Anatómica methodus,* de Laguna); y en medio de los progresos incontestables que desde entonces ha hecho la ana-

[153] A. Chinchilla (1841-1846), Vol. I, p. 221.

[154] A. Chinchilla (1841-1846), Vol. I, p. 54.

[155] A. Chinchilla (1841-1846), Vol. I, p. 173.

tomía, aún se lee con gusto y con placer la obrita de nuestro Laguna... [156].

Aún cuando la cirugía ha hecho en estos últimos tiempos progresos sorprendentes, sin embargo, aún puede consultarse este compendio. [el *Tratado de las operaciones de Cirugía, dispuesto para el uso de los reales colegios*], **con muchísima utilidad** [157].

9. REVOLUCIONES CIENTÍFICAS

Si el progreso científico tenía un carácter gradual o revolucionario, no fue, lógicamente, una cuestión que preocupara en exceso a Chinchilla. En su obra aparece dos veces la palabra revolución, aplicada a la ciencia, aunque es muy probable que el término revolución tuviese un significado bastante distinto al de hoy en día. Fue precisamente refiriéndose a la medicina árabe cuando empleó por dos veces la expresión revolución:

Hecho ya cirujano describe y perfecciona un gran número de operaciones. Albucasis, llamado justísimamente el *colon* [sic] ***de la cirugía*** [subrayado del original], **se dedica a su práctica y hace una feliz revolución...** [158].

Todos estos beneficios debe la ciencia a los árabes y especialmente a los españoles, quienes sobresalieron a las demás naciones, en términos que los sabios que

[156] A. Chinchilla (1841-1846), Vol. I, p. 362.

[157] A. Chinchilla (1841-1846), Vol. III, p. 349.

[158] A. Chinchilla (1841-1846), Vol. I, p. 55.

hicieron una revolución en las ciencias en sus respectivos países, habían sido discípulos de las escuelas árabes españolas [159].

10. ENVEJECIMIENTO DE LA LITERATURA CIENTÍFICO-MÉDICA

Chinchilla apuntó en varias ocasiones que los textos envejecían y caían, con el tiempo, en desuso.

> Esta obrita —dijo refiriéndose al libro de Pedro Ferrer Moreno titulado *Flor de anatomía del cuerpo humano, y de las desolaciones y fracturas que a él se le suelen seguir*— si es verdad que no ofrece un interés grande en la actualidad, es indudablemente uno de los mayores compendios que sobre las materias en ella contenidas se escribieran en aquella época... [160].

> Esta obrita —dice refiriéndose esta vez al *Formulario o recetario quirúrgico...* de Felix Equia— es, como el título indica, una colección de recetas; pero los remedios que las componen ya no tiene uso alguno entre nosotros [161].

Sin embargo, este envejecimiento no afectaba, según Chinchilla, a todas las obras, pues, en su opinión, algunas mantenían, a pesar del paso de los años, su primitiva vigencia. Cuando

[159] A. Chinchilla (1841-1846), Vol. I, p. 32.

[160] A. Chinchilla (1841-1846), Vol. II, p. 393.

[161] A. Chinchilla (1841-1846), Vol. III, p. 225.

estudió la *Miscelanea salaconica o reflexiones médico morales,* de Vicente Elorduy y Lascarro, afirmó:

> Esta obra es una de las que mejor tratan de la eficacia del régimen dietético en la curación de las dolencias y bajo este punto de vista puede aún consultarse con mucha utilidad [162].

Había ocasiones incluso, según nuestro autor, en la que las teorías que habían quedado obsoletas, al cabo de mucho tiempo, volvían a resurgir. Hablando de Ramón Capdevila y su resumen de la materia médica de Alibert dijo:

> Y no dejaba de ser en cierto modo chocante que las lecciones y explicaciones de Terapéutica y de materia dadas en estos últimos años en la facultad de medicina de Madrid, girasen sobre unas teorías que el tiempo y los hombres habían ya depositado en el archivo de muertos [163].

11. INTERRELACIÓN DE LAS DISCIPLINAS CIENTÍFICAS

Chinchilla creyó que las disciplinas científicas no tenían una vida independiente y autónoma, sino que el progreso de unas dependía la mayoría de veces del avance de otras; así, la química, por ejemplo, era considerada como base muy importante de la física, la medicina, la fisiología y la patología:

[162] A. Chinchilla (1841-1846), Vol. III, p. 213.

[163] A. Chinchilla (1841-1846), Vol. IV, p. 550-51.

> Esta ciencia (la química) no puede cultivarse bien, sin que al par se cultive la física, pues como dice Boherave la química sirve a toda la física y se difunde por todas sus partes. Los árabes, si no fueron, como algunas quieren, los inventores de la química al menos la promovieron y aplicaron a la medicina [164].

> Tampoco fue desconocida de nuestros médicos españoles la necesidad de conocer la química, para hacer de ella aplicaciones a la fisiología y a la patología [165].

La fisiología era, igualmente, una disciplina cuyo progreso dependía directamente del de otra: la anatomía.

> Poco a la verdad hay que decir sobre este ramo [la fisiología] porque no estudiaba y conocida bien la estructura del cuerpo humano, poquísimo podía adelantarse en fisiología [166].

12. PSICOLOGÍA DEL CIENTÍFICO

En la historia de Anastasio Chinchilla existe un párrafo en el que el autor vierte sus ideas sobre esta parte de la epistemología que hoy llamamos psicología del científico. Afirma, en él, que las ideas científicas dependen fundamentalmente de la facultad mental llamada entendimiento y que, por tanto, los libros científicos se

[164] A. Chinchilla (1841-1846), Vol. I, p. 30.

[165] A. Chinchilla (1841-1846), Vol. I, p. 167.

[166] A. Chinchilla (1841-1846), Vol. I, p. 92.

deberían escribir entre los 48 y 64 años, edad en la predomina esta facultad:

> Si reflexionamos detenidamente, y siguiendo el mismo tema del autor sobre esta materia nos convenceremos de esta verdad. Penetrados de que las ciencias requieren más o menos *imaginativa* más o menos *memoria o entendimiento,* según la clase que pertenecen, y según sea la teórica o la práctica, veremos que las obras cuya formación escribe en la memoria, v. g., los idiomas, deben estudiarse cuando esta facultad está en su mayor fuerza; que las que dependen de la imaginativa, exclusivamente como las fábulas, los poemas, las tragedias y las de imaginaria, en fin, las obras de invención deben formarse poco más o menos a la misma edad; lo mismo aquellas que dependen de la memoria y de la imaginativa, como la *historia,* que requiere memoria para recoger los hechos, e imaginación para coordinarlos y colocarlos en su orden. Cuando el sujeto que escriba una historia posea estas dos en corta diferencia compondrá una historia buena en los dos conceptos; y cuando una de ellas supere a la otra, será la obra más rica o en materiales o en el orden. Todas estas obras deben formarse como el autor dice, desde los 33 hasta los 50 años. Por el contrario, las obras en cuya formación deba presidir el entendimiento, con v. g. la práctica de las ciencias, deben escribirse desde los 48 hasta los 64 años. Si se escriben mucho después, el autor, falto ya de memoria y de imaginativa, se contradice a cada paso, y desmiente hoy lo que aseguró hace años [167].

[167] A. Chinchilla (1841-1846), Vol. I, p. 322.

13. FACTORES FAVORECEDORES DE LA CIENCIA

Chinchilla consideró la conquista del Nuevo Mundo por los españoles como uno de los factores que más hicieron crecer de la ciencia:

> **Así como las conquistas de Alejandro en el Asia contribuyeron eficacísimamente al origen y progresoso verdaderos de la historia natural, así también las conquistas de nuestros españoles en el nuevo mundo fueron un manantial de riqueza para la ciencia, para el comercio y para las artes** [168].

El Tribunal del Protomedicato, protegiendo a los médicos y persiguiendo a los intrusos, fue otra de las causas que más hicieron —creyó— progresar la ciencia médica:

> **Y se le dio al tribunal del Protomedicato, en los asuntos de su justificación una autoridad superior a la del consejo supremo de Castilla. Pero al mismo tiempo que protegían la ciencia de los médicos instruidos, se tenía a raya a los ignorantes y desaplicados** [169].

Que el gobierno mandara que la ocupación de las cátedras fuera tras pública y rigurosa oposición, y que fijara las obligaciones y misión de los catedráticos fue el tercero de los factores que más contribuyeron —según Chinchilla— al desarrollo de la ciencia médica:

[168] A. Chinchilla (1841-1846), Vol. I, p. 151.

[169] A. Chinchilla (1841-1846), Vol. II, p. 200-201.

> Otra de las causas que contribuyó poderosamente a la observación del esplendor de la medicina, fue la imprescindible necesidad de obtener cátedras por rigurosa y pública oposición [170].
>
> Mientras que el gobierno perseguía a los médicos ignorantes y desaplicados, no desatendía tampoco a los catedráticos de las universidades indicándoles las obligaciones y la misión que como tales habían de cumplir [171].

Chinchilla vio, por último, en el liberalismo un sistema político que promocionaba el cultivo de las ciencias. No así al absolutismo, al que consideró como un factor que impedía o, en todo caso, retrasaba el crecimiento científico [172].

> Las Cortes de la monarquía española de 1820 tomaron el más vivo interés para mejorar el estado de la medicina y de sus profesores. Los médicos diputados, D. Mateo Seoane, D. Francisco Pedralvez y D. Mariano Lagasca son dignos del conocimiento y gratitud de los médicos españoles y a no dudarlo la ciencia de curar en España habría llegado el más alto grado de perfección a no haberse abolido la Constitución y las leyes que dictaron las Cortes [173].

[170] A. Chinchilla (1841-1846), Vol. II, p. 201.

[171] A. Chinchilla (1841-1846), Vol. II, p. 201.

[172] A. Chinchilla (1841-1846), Vol. IV, p. 359.

[173] A. Chinchilla (1841-1846), Vol. IV, p. 253.

14. FACTORES CONTRARIOS AL DESARROLLO CIENTÍFICO

Chinchilla consideró que la guerra era, sin duda, uno de los principales factores que se oponían al progreso científico:

> Este siglo (XV) célebre en la historia de España por sus acontecimientos políticos lo fue también en la medicina. Agoviada aquella, por una parte, con las guerras de los reyes de Castilla y León, y por otra, con los moros que dominaban la más rica y hermosa mitad de España, la medicina, como todas las ciencias, no podían prosperar mucho [174].

Al contrario de Hernández Morejón, Chinchilla consideró que la expulsión de los árabes fue también absolutamente perjudicial para la medicina española:

> También tuvo lugar en este año 1494 el terrible decreto de expulsión de todos los árabes en España, cuyo decreto fue más fatal para la medicina española, que lo fueron para la España las guerras desastrosas de este siglo [175].

La religión y, fundamentalmente, el clero entorpecieron, así mismo, en diversas ocasiones, el avance de la ciencia.

> Si bien es cierto que los médicos españoles, conociendo bien la necesidad de la anatomía, hicieron es-

[174] A. Chinchilla (1841-1846), Vol. I, p. 89.

[175] A. Chinchilla (1841-1846), Vol. I, p. 90.

fuerzos en estudiarla; lo es también que las ideas religiosas de aquel siglo eran un obstáculo para dedicarse a ella por cuya razón se vieron tal vez en la necesidad de hacer disecciones fuera de la ciudad en la misma ermita en que se enterraba [176].

El clero español se apoderó de los estudios médicos y quirúrgicos; los unió a los conventos y catedrales y no se estudiaba más que una medicina grosera, empírica y teosófica... Los milagros crecieron como la espuma del mar; las espiaciones, los conjuros, las ablaciones del agua bendita, los exorcismos etc. eran los remedios con que se curaban las enfermedades [177].

Era lógico, con estas premisas, que la Inquisición fuera vista, por el de Ayora, como una encarnizada enemiga de la ciencia:

Los sacerdotes y frailes eran los únicos entre los españoles que ejercían la medicina y cirugía. La Inquisición empezó a perseguir a los hombres de talento cual fue nuestro Arnaldo de Vilanova: por consiguiente no debe extrañarse el que hicieran tan pocos progresos entre nosotros... [178].

El tribunal de la Inquisición fue también un obstáculo para los progresos de la anatomía de España [179].

[176] A. Chinchilla (1841-1846), Vol. I, p. 92.

[177] A. Chinchilla (1841-1846), Vol. I, p. 28.

[178] A. Chinchilla (1841-1846), Vol. I, p. 55.

[179] A. Chinchilla (1841-1846), Vol. I, p. 148.

15. A MODO DE RESUMEN

Podríamos decir, en síntesis, que Chinchilla creyó que la ciencia médica tenía su origen en la combinación del empirismo, la experiencia y la razón. La observación clínica fue, para él, la base fundamental del conocimiento médico. Hipócrates era el ejemplo a imitar con respecto a este método. La metafísica, el escolasticismo y los sistemas constituían, por contra, los enemigos intelectuales más importantes que el progreso científico tenía. Aristóteles y Galeno eran, sin duda, los principales mentores de esta orientación metafísica y sistemática, tan perjudicial. Chinchilla defendió la experimentación aunque no distinguió ésta de la mera observación. Pensó que no sólo la medicina sino todas las ciencias progresaban de manera evidente y que, en este progreso, a veces ocurrían auténticas revoluciones. Nuestro autor reseñó en algunas ocasiones el fenómeno del envejecimiento de la literatura científica, pero también indicó que había obras que mantenían su utilidad práctica a lo largo del tiempo e, incluso, que existían ocasiones en que teorías que habían quedado sepultadas volvían a resurgir. Observó, Chinchilla, una gran interrelación entre las distintas disciplinas científicas y pensó que el progreso de unas dependía del avance de otras. Respecto a la psicología del científico dijo que las ciencias dependían de la facultad del entendimiento y que, por tanto, las obras científicas debían escribirse entre los 48 y 64 años, período en el que predominaba dicha facultad. Como factores sociales que ayudaban —o habían ayudado— al progreso científico citó la conquista del Nuevo Mundo, el tribunal del Protomedicato y los mandatos del gobierno que ordenaban que las cátedras se ocuparan por pública oposición y que fijaban las obligaciones de los catedráticos. El liberalismo era, para Chinchila, el sistema político que más favorecía el desarrollo de la ciencia médica. Por el contrario, como factores adversos a la ciencia, señaló el absolutismo, las guerras, la expulsión de los árabes, la religión, el clero, y por último, el Tribunal de la Inquisición.

V. JOSÉ MIGUEL GUARDIA

José Miguel Guardia [180] nació en Alaior, Menorca, en 1830. Durante su infancia estudió filosofía y matemáticas en Ciutadella. Más tarde, su padre, deslumbrado, sin duda, por el ejemplo de Mateo José Buenaventura Orfila, lo mandó a estudiar al famoso Colegio Real de Montpellier, a donde Guardia llegó cuando contaba apenas catorce años de edad. Allí, en Montpellier, cursó, entre 1844 y 1849, la carrera de letras, obteniendo, primero, el grado de bachiller y, después el de licenciado. Impulsado por su vocación, Guardia inició, posteriormente, en la misma Universidad de Montpellier, la carrera de Medicina. A los 23 años consiguió el grado de Doctor en Medicina, gracias a la redacción de una tesis que tituló *Quelques questions de philosophie médicale.* Al año siguiente, en 1854, se trasladó a París, en cuya Universidad obtendría el doctorado en letras. Fijó su residencia en la capital francesa, contrajo matrimonio y, en 1864, adoptó la nacionalidad francesa.

Durante su vida, Guardia no llegó nunca a ser profesor oficial, ni a ejercer la medicina. Si realizó, en cambio, una constante labor docente como profesor privado, dentro de lo que él denominaba la «escuela libre». En esta carrera fue, desde 1864, profesor de humanidades en el colegio de Santa Bárbara. Ocupó, más tarde, la dirección de la Escuela Monge y, también, la plaza

[180] Cfr. T. Carreras Artau (1951) y F. Bujosa Homar (1983).

de profesor de filosofía del Colegio Chaptal. En 1861 fue nombrado subbibliotecario de la Academia de Medicina de París, ascendiendo a bibliotecario en 1865. Duró poco en el cargo, a causa, parece ser, de la acritud de su carácter y de la fiereza de sus juicios. A pesar de su instalación en París o incluso de su cambio de nacionalidad, Guardia no olvidó nunca su tierra natal y no sólo realizó viajes a Menorca, sino que llegó a participar activamente en el movimiento de la Renaixença mediante sus trabajos sobre gramática y dialectología catalana, o sus publicaciones en la revista L'Avenç traduciendo y difundiendo a clásicos catalanes como Bernat Metge y Ramón Llull.

Los años que Guardia pasó en Montpellier le influyeron decisivamente en su posterior evolución; allí aprendió con profundidad latín y griego, y el neohipocratismo reinante le impulsó a leer asiduamente a los clásicos. Desde entonces consideró a la cultura clásica greco-latina como la base, el modelo y la meta de toda formación intelectual.

Buena parte de la obra de Guardia está dedicada a la teoría de la pedagogía y a la filosofía general. No haremos aquí ni siquiera mención de ella y limitaremos nuestras noticias exclusivamente a sus obras de historia de la medicina o de filosofía médica. Así dos años después de la publicación de su tesis, es decir, en 1855, Guardia dio a la prensa una obra titulada *De Medicine ortu apud Graecos progressuque per philosophiam,* donde estudiaba la influencia de los filósofos griegos, especialmente Demócrito de Abdera, Anaxágoras y Epicuro, en la evolución del pensamiento médico. A esta obra le sucedieron un *Essai sur l'ouvrage de J. Huarte, «Examen des aptitudes diverses pour les sciences»*, 1855, *De l'etude de la folie,* 1861, *La Médicine a travers les siégles. Histoire, Philosophie,* 1865, *La ladrerie du porc dans l'antiquete,* 1866, *Histoire de la Médicine d'Hipocrate a Broussais et ses successeurs,* 1884, y *La Medicine, étude de moeurs, historique et critique,* 1897. Guardia fue además autor de numerosos artículos, varios de ellos dedicados a la historia de la medicina española, como los que publicó en la *Revue Philosophique* dedicados a Oliva Sabuco (1886), a Gómez Pereira (1889) y a J. Huarte (1890). Al recordar las obras de Guardia relativas a la historia de la medicina no puede olvidarse su labor de traductor pues, junto a Ramón Llull, Bernat Metge, Miguel de Cervantes y Antonio Pérez, puso también en francés a Antonio Hernández Morejón. Para nuestro propósito —el análisis de los supuestos filosóficos con que escribió la historia de la medicina— elegiremos, exclusivamente, una de estas obras: la publicada en 1844 con el título de *Historie de la Medicine d'Hippocrate a Broussais et successeurs.*

1. VITALISMO MATERIALISTA

Si elijo ese epígrafe como primero de la exposición no se debe, en absoluto a la casualidad, sino porque creo que constituye no sólo la parte más nuclear del pensamiento de J. M. Guardia, sino también el elemento clave para entender todo el resto de sus supuestos. Al presentarlo en primer plano no hago otra cosa que recoger la propia opinión del autor para quien la batalla científica más importante que por aquel entonces se libraba en el mundo de la ciencia era la planteada entre vitalistas y antivitalistas:

> En laissant de côté les medicins empiriques, peu touchés de ces questions d'hégémonie scientifique, et les médecins sceptiques, voués au doute et a l'abstention, la bataille se livre, despuis quatre siècles, entre les partisans des théories qui ont pour base la vie et l'âme, considérées comme principes indépendents et autonomes, et les savants qui, n'admettant pas un abîme infranchis-

> **sable ou un mur de séparation entre le monde organique et le monde inorganique, cherchent à faire rentrer les phénomènes de l'ordre vital dans ceux de la physique et de la chimie [181].**

Pero, antes de analizar su vitalismo, me interesa sobremanera justificar el objetivo materialista que también le adjudico a Guardia en el epígrafe. En mi opinión, el menorquín era un materialista, en el sentido de que no admitía la existencia de entes que no tuvieran un sustrato material y era precisamente, aunque pueda parecer paradójico, cuando Guardia intentaba estudiar la influencia de lo moral sobre lo físico cuando más claramente declaraba su materialismo al afirmar que el pensamiento, la voluntad y la moral eran producto del cerebro:

> **Enfin, après avoir parcouru ce cercle de connaissances fondamentales, il sera temps de s'enquerir de la réaction du moral sur le physique, c'est-à-dire de l'influence du système cérébral organe spécial de la pensée et de la volonté, sour tout le rest de l'économie [182].**

En este sentido es también lógico y significativo que cuando Guardia se refería a Cabanis subrayara y elogiara sus dos grandes aportaciones: haber enseñado, por una parte, la necesidad de unir la filosofía con la fisiología y, por otra, haber demostrado el sutracto material de conceptos tales como deseo, voluntad y sensibilidad [183].

Y, si admitimos, como creo que es inevitable, que Guardia era

[181] J. M. Guardia (1884), p. 296.

[182] J. M. Guardia, (1884), p. 449.

[183] J. M. Guardia (1884), pp. 219-221.

materialista, la pregunta que inmediatamente nos aparece es: ¿Cómo es posible que fuera, a un mismo tiempo, materialista y vitalista? Mi respuesta es que no sólo era posible, sino inevitable. Intentaré explicarme y, para ello, creo que es fundamental comprender bien a qué doctrina venía a oponerse el vitalismo o, si se quiere, mejor aún, contra qué doctrina fue formulado. Aquí, como en tantos otros lugares, las palabras sólo toman sentido cuando se conocen sus oponentes. Pues bien, por lo que a la Edad Moderna se refiere, creo fuera de toda duda que la palabra o el concepto clave opuesto a vitalismo fue mecanicismo. Subrayo: digo mecanicismo y no materialismo. Creo que tampoco habría mucha discusión sobre a quién atribuir, si no la paternidad, sí, al menos, la propuesta más seductora de dicho mecanicismo: este nombre sería, evidentemente, Renato Descartes. No hace falta insistir en ello. Lo que quizá si convenga recordar con algo más de detalle es precisamente los conceptos de materia y de máquina propios del siglo XVII y que, por tanto, subyacían en la obra de Descartes. Como ha señalado Stephen Toulmin [184], por aquel entonces se entendió por materia todo aquello que tuviese longitud, anchura, espesor y presentase una cierta resistencia al movimiento. Esta es la característica que conviene recordar: la materia no se podía mover por sí misma. Las máquinas, por su parte, eran unos instrumentos —la palanca, la rosca, el eje, el plano inclinado, la olea y el tornillo— que ayudaban a cargar, a mover cuerpos pesados y a vencer resistencias. Las máquinas no creaban fuerza, se limitaban a transformar la que les venía del exterior. Pongámonos ahora en la piel de Descartes, o de sus seguidores mecanicistas, es decir, de aquellos que querían entender el cuerpo humano como si fuera un mecanismo. Situados en esa tesitura, de querer entender el cuerpo humano como si fuera una máquina, pronto comprenderemos su gran problema: ¿cómo explicar el inicio del movimiento? ¿de dónde venía esa fuerza externa y necesaria para mover cualquier tipo de máquina? Su solución

[184] S. Toulmin (1967), p. 823.

—su única solución coherente— fue acudir al dualismo: habría un cuerpo material que funcionaba como un reloj y un alma —inmaterial e inmortal— que actuaba como motor primigénico de la máquina. ¿Cabía, en aquellos momentos, otra solución? Creo que sólo una: la de suponer que incardinado en la materia viva u orgánica existía un principio que era el responsable último de la sensibilidad y motilidad. Era, ¿hace falta decirlo?, la solución vitalista. Pero esta segunda opción les estaba totalmente vedada a los seguidores de Descartes porque resultaba absolutamente contradictoria con sus supuestos mecanicistas y con su concepto de máquina. Creo que es importante recordar este argumento porque pienso que su olvido ha sido la causa que ha conducido a tres importantes confusiones. La primera la de considerar como opuestos el materialismo y el vitalismo. La segunda la de considerar incompatibles el mecanicismo y el dualismo. La tercera, y posiblemente origen de las anteriores, es la identificar materialismo y mecanicismo. Y son, éstos, errores en los que no se debería caer, porque, si se medita con un poco de atención, es fácil entender que el vitalismo no se opuso al materialismo, sino que, por el contrario, —insisto— se convirtió en la salida lógica de aquellos materialistas —como luego lo sería Guardia— que para explicar el origen del movimiento no querían acudir a la existencia de fuerzas sobrenaturales o, si se quiere, supramateriales. Lo mismo podemos decir respecto al mecanicismo y al dualismo: no son —no eran— opuestos, sino complementarios. Y en relación con la tercera confusión, la de identificar materialismo con mecanicismo podíamos decir que el materialismo era —es— una metafísica —o una antimetafísica: una metafísica al fin y al cabo— que se oponía, entre otras cosas, a la existencia del alma supranatural, mientras que el mecanicismo —el mecanicismo cartesiano— era un modelo general que necesitaba, por contra y perentoriamente, la existencia de este primer motor —el alma sobrenatural— que pusiera en marcha la máquina inerte del cuerpo humano, de la materia viva. Conviene recordar estos argumentos y, sobre todo, que lo opuesto al vitalismo fue el mecanicismo, no el materialismo; y lo opuesto al materialismo fue el dualismo, no el vitalismo.

Cuando J. M. Guardia escribía, en la segunda mitad del siglo XIX, el problema seguía planteando en términos análogos, pues la consideración de que en la propia estructura de la materia existe el movimiento no llegara hasta las primeras décadas de nuestro siglo. No puede, pues extrañarnos que el menorquín viera en el vitalismo una teoría que venía a dar coherencia a su pensamiento materialista, o, si se quiere, viceversa. Y ahora, que creemos haber argumentado la lógica que existía, en el pensamiento de Guardia, de hacer perfectamente coherente la unión del materialismo con el vitalismo, creemos que podemos pasar a analizar qué tipo de vitalismo era éste y que tipo de enemigos eran los que el menorquín creía tener enfrente. Creo que no nos puede causar ya ninguna sorpresa, en este aspecto, el hecho de que Guardia tuviera un fuerte empeño en diferenciar perfectamente su solución vitalista de la solución dualista y que utilizara al propio Asclepiades para decir esta cosa tan crucial, para los vitalistas, de que el alma más que un ente sobrenatural, como querían los dualistas, había sido, en la historia del pensamiento humano, una palabra instrumental —una hipótesis— con la que se expresaba la vida:

> Il [Asclepiades] n'admettait point que l'âme eût un siège à part dans le corps. Pour lui, commes pour les quelques grands médecins qui n'ont pas sufri la tyrannie des préjugés philosophiques et religieux, l'âme n'est qu'une formule qui exprime la vie, les fonctions organiques de tout ordre [185].

Guardia quiso dejar claro —y nosotros sabemos ahora clara-

[185] J. M. Guardia (1884), pp. 273-74.

mente el porqué— que el alma de la que en ocasiones hablaban los vitalistas nada tenía que ver con el alma supranatural de los escolásticos o de los dualistas y así lo expresó al referirse al autor —Stahl— que más le influyó en sus concepciones:

> Telle es l'âme de Stahl, animiste à la manière d'Hippocrate, et d'Aristote, qui ne savaient rien du péché originel et de la déchéance qui en fut la suite. Vouloir qu'un tel homme ait subordonné a sa doctrine aux mystéres de la foi et aux articles du dogme, c'est outrager son génie et méconnaître son enseignement écrit. Ce n'est pas de l'âme, entité abstraite, qu'il déduit les phénomènes de la vie; mais de l'étude de ces phénomenes, qu'il distingue de ceux qu'étudient la physique et la chemie, il s'elève à la conception d'un principe, d'une cause substantielle [186].

El alma para Stahl, o mejor aún, para lo que Guardia creía que Stahl había dejado claro, no era más que un hipótesis obtenida por inducción, un instrumento del que se servían los vitalistas para explicar la causa de los movimientos, un principio, una hipótesis meramente instrumental, de cuya esencia y realidad resultaba, consecuentemente, absurdo preocuparse.

> Loin —decía Guardia de Stahl— de procéder par déduction, comme on le lui a reproché sans fondement, il induit après une analyse rigoureuse et complète; et le résultat de l'induction, c'est que la vie et cause et non effect. Ce n'est donc par sur une hypothèse que repose le système de Stahl; ce principe, auquel il ramène tous les phénomenes de l'ordre organique et vital, est une

[186] J. M. Guardia (1884), p. 117.

> **inconnue, un x algébrique; on n'en saurait déterminer l'essence; amis quel qu'il soit, il représente la vie générale dans toute ses manifestations [187].**

No: Guardia tenía perfectamente claro que los adversarios del vitalismo —de su vitalismo— no eran los materialistas ateos; los grandes enemigos eran los mecanicistas dualistas y, sobre todo, los reduccionistas, aquellos que se empeñaban en no ver diferencias materiales entre el mundo orgánico e inorgánico, aquellos que, extrapolando hasta límites absurdos, se empeñaban en interpretar los fenómenos vitales con arreglo exclusivamente a los principios de la física, la química o las matemáticas. No entendía, Guardia, como podían estar tan ciegos, estos, sus adversarios:

> **Ces divegences, qui démontraient mathématiquement l'inanité du système n'ouvraient point les yeux aux fanatiques. En vain Sydenham donnait l'exemple du bon sens appliqué à l'observation et à la pratique; en vain Gédeón Harvey, son auxiliaire, concluait-il au scepticisme; après l'Italie et la Hollande ce fut l'Angleterre qui s'enticha de ses méthodes exactes et precises, excellentes dans las sciences physico-mathématiques et inorganiques, déplacées dans les sciences de l'ordre organique et vital [188].**

Y donde más fácilmente se demostraba lo imposible que era —siempre según Guardia— la pretensión reduccionista y mecanicista era, logicamente, en el momento en que se intentaba dar razón de fenómenos como la sensibilidad y la consciencia orgánica:

> **Il semble que pour eux tout le problème de la vie se réduise à determiner l'intensité de la chaleur et du mou-**

[187] J. M. Guardia (1884), p. 118.

[188] J. M. Guardia (1884), p. 123.

> vement. Mais le thermomètre le plus delicat, le sphygmographe le plus sensible, l'observation purement mécanique, peuvent-ils exprimer extérieurement et d'une manière en quelque sorte impersonnelle, la sensibilité, la conscience organique et vitale [189].

Guardia insistió repetidas veces en que negar esto: que la vida orgánica y, con más razón, la psíquica y la social, pudieran ser estudiadas o entendidas mediante los esquemas que ofrecían las matemáticas, la física o la química:

> Ni les mathématiques, ni la physique, ni la chemie se sauraient rendre compte des phénomènes complexes de la vie organique et animale, pas plus qu'elles ne sauraient expliquer les phénomènes encore plus complexes de la vie civile et sociale [190].

Es necesario señalar, sin embargo, que, no obstante las anteriores afirmaciones, Guardia reconocía que estas disciplinas auxiliares —más la química, menos la física y las matemáticas— habían contribuido a aclarar algunos problemas hasta entonces ocultos:

> Parecelse est un adepte des sciences occultes; Van Helmont un croyant orthodoxe. Les deux grand réformateurs ont reçu chacun l'empreinte de leur siècle; mais ils ont en main l'instrument de l'anlyse et la méthode expérimental. Par la chimie, qui décompose et combine les corps, ils pénètrent plus profondément que les anciens dans la connaissance des plantes et des drogues médicinales; et à force d'expérimenter ils finissent par éclairer

[189] J. M. Guardia (1884), p. 366.

[190] J. M. Guardia (1884), p. 365.

> la pathologie en faisant de la chimie vivante, en autres termes en modifiant les organes malades et las forces compromises à l'aide de ces préparations savantes, dont les élément sont connus [191].

Guardia no quiso —debe quedar perfectamente claro— enfrentar las disciplinas básicas con el vitalismo. Por el contrario, pensó y afirmó, en realidad, que el pensamiento que habían socavado con su desarrollo, estas disciplinas, era el escolasticismo metafísico y dualista.

> C'est ainsi que la physiologie s'acheminait dans la voie ouverte par Stahl, et qu'elle touchait aux problèmes les plus ardus dont la philosophie s'était jusque-lá réservé l'examen dans le sanctuaire impénétrable de la métaphisique [192].

El vitalismo de Guardia estaba edificado básicamente sobre la obra de tres autores: Stahl, Bordeau y Barthez. Pero a los dos de Montpellier les hacía el gran reproche de haberse equivocado de adversario, pues, según nuestro autor, el gran enemigo de los vitalistas no habían sido ni Broussais, ni Gall, ni Cabanis, sino que los enemigos habían sido y eran los cléricos, que, para defender sus doctrinas metafísicas habían abierto camino, en medicina, a la mentalidad moderna más cercana a su antiguo y fraternal colaborador, el mecanicismo dualista. Esta mentalidad, a la que Guardia se refería, había sido —era— la anatomopatológica, que quería construir el edificio de la patología en torno al concepto de lesión, es decir, de alteracioens morfológicas que pudieran ser fácilmente traducibles en alteraciones químicas.

[191] J. M. Guardia (1884), p. 83-84.

[192] J. M. Guardia (1884), p. 121.

> Ce qu'il est moins facile de comprende —decía Guardia— c'est que cette colonie de médecins très distingués que Montpellier avait établie à Paris, et qui comptait des combattants aussi bien armés que redoutables dans la lutte, tels que Frédéric Bérard, Rouzet, Miquel, Amédée Dupau, n'ait pas vu ou était l'ennemi. Elle s'est acharnée contre Broussais, contre Gall, s'est attaquée même à Cabanis, mort despuis quelques années; elle a fait, peut-être sans le vouloir, le jeu de la reacion cléricale, laissant le champ libre aux entreprises des anatomo— patologistes comme ils s'appelaient barbarement [193].

El vitalismo de Guardia fue, insistamos una vez más, un vitalismo materialista, originado y, al mismo tiempo, lastrado por un concepto de materia en la que ésta era considerada como un producto sustancialmente inmovil. Un vitalismo materialista que se opuso, por vitalista, al reduccionismo físico-químico y, por materialista, al dualismo metafísico y escolástico.

2. EL MÉTODO CIENTÍFICO

No era fácil la postura de Guardia respecto al método de adquisición de nuevos conocimientos. No podía coincidir ni con las propuestas del dogmatismo escolástico ni con las que propugnaban aquellos mecanicistas reduccionistas que creían que la experimentación en el laboratorio era el único camino que tenía el científico para acercarse a la verdad. Guardia se alejó de los primeros asegurando que la ciencia consistía básicamente en un

[193] J. M. Guardia (1884), p. 488.

juego entre naturaleza e hipótesis y que era la primera lo que se mantenía inalterable mientras que la teorías cambiaban con el tiempo:

> La connaissace du réel et du concret est la plus essentille attendu qui ce sont les explications qui changent, et les interprétations et non pas la nature qui est comme le champ de l'observation. Toute vérité a pour base la réalité, et c'est para la consideration de faits bien interprétés que l'esprit s'élève jusqu'aux principes [194].

En este mismo sentido, Guardia, en el libro que estamos examinando, manifestó repetidas veces —contra los escolásticos— la gran importancia que el empirismo y la experiencia tenían para la ciencia y recordó que ya un antiguo poeta dijo que la ciencia y la técnica eran producto de la experiencia y de la observación:

> Rien de plus juste que cette pensée d'un ancien poète: «L'art es le product de l'expérience, fondée elle-même sur l'observation» [195].

También, cuando se refirió a la ciencia quirúrgica, Guardia aseguró que ésta es un conocimiento sólido porque estaba basada en la experiencia y en la observación:

> La connaissance de la réalité lui [al cirujano] vient par les sens, de sorte que l'expérience qu'il acquiert par l'observation est infinitement plus près de la nature que

[194] J. M. Guardia (1884), p. IX.

[195] J. M. Guardia (1884), p. IX.

celle qui ne peut se completer que par la raisonnement et l'imagination [196].

Sin embargo, es importante entender que Guardia, que, como hemos dicho, también se oponía al reduccionismo mecanicista, no podía permitirse un elogio desmesurado de la experimentación: su antimecanicismo se lo impedía. El científico, que evidentemente no debía ser un escolástico, tampoco debía ser un esclavo de los hechos:

> **Les prétendus savants scolastiques faisaient précisément le contraire de ce qu'on pratiqué et recommandé quelques-uns de nos contemporains dont le nom restera peut-être dans l'histoire. Ces derniers, par une humilité bien rare, ont prétendu qu'il faut bannir le raisonnement de la science, réduissant celui qui la cultive au rôle du photographe, ou mieux encore, à n'être qu'un instrument enregistreur. Les autres, tout au rebours, raisonnant à perte de vue sur toute choses, avec une facilite incroyable, usaient à peine de la raison. Les uns et les outres se ressemblent au ce point, ce qui semble prouver qu'il y a autant de sottise à dédaigner les faits qu'à s'en faire l'esclave** [197].

No, el científico no debía ser un esclavo de los hechos ni de la experimentación en el laboratorio: no era tampoco allí donde se aprendía la verdadera filosofía:

> Cette profession de foi naise semble prouver que la philosophie ne s'apprend pas à l'amphiteâtre. Experimenter et penser sont deux. Les savants de laboratoire,

[196] J. M. Guardia (1884), p. 61.

[197] J. M. Guardia (1884), p. 286.

habiles à manipuler, ressemblent à ces chirurgiens vulgaires qui ne connaissent que le manuel opératoire, comme si les opérations étaient toute al chirurgie. Le fond de choses leur échappe [198].

¿Y cuál podía ser esta manera, ni dogmática ni experimental, de llegar al fondo de las cosas? Guardia lo tenía perfectamente claro; este camino era el de la observación reflexiva. El que practicaba la observación se situaba en el justo medio, alejado tanto de los excesos teóricos como de los escépticos:

Entre le dogmatique infaillible et le sceptique incrédule, qui sont aux deux extrêmes, il y a place pour l'observateur qui fait usage de tous les moyens de connaître avec la prudence et la modestie de l'homme sujet a l'erreur [199].

Quien había demostrado claramente esta superioridad de la observación sobre la experimentación no había sido otro que Stahl:

Il eut au plus haut degré la génie de la physiologie, no pas comme expérimentateur, car il n'eut jamais la tentation de traiter les faits de la vie organique par la méthode des chemistes; mais comme observateur pénétrant et profond, habile à saisir les rapports des phénomènes, et a s'élever par l'induction aux causes que les déterminent. Peu observateurs eurent comme lui ce sens

[198] J. M. Guardia (1884), p. 398.

[199] J. M. Guardia (1884), p. 374.

> **divinatoire, ce sentiment de la vie et de fonctions vitales, qui fait le physiologiste**[200].

Era, por tanto, en la observación clínica donde, en medicina, estaba la clave del método. La clínica era el juez inapelable que decidía sobre la bondad o no de las teorías, o sobre cual de las doctrinas rivales era preferible:

> **La médicine clinique est la pierre de touche des systèmes, par consequent les travaux de cabinet, d'amphithéâtre et de laboratoire, n'ont une valeur réelle qu'après avoir subi** (sic) **le contrôle de la pratique**[201].

¿Hace falta decir que Guardia tenía el pleno convencimiento que la observación clínica era precisamente la que probaba la superioridad del vitalismo sobre las otras doctrinas? Espero que no.

3. ARISTOTELISMO Y ANTIPLATONISMO

La aversión que, como acabamos de ver, Guardia tenía por las extrapolaciones de los esquemas matemáticos, físico o químicos hacia los terrenos de la medicina y la biología le condujo a condenar sin paliativos a Platón, en quien vio uno de los primeros representantes del exceso geométrico. Para reforzar más su condena contrapuso la figura de Platón a la de Aristóteles, al que presentó como el paradigma de la mentalidad científica:

[200] J. M. Guardia (1884), pp. 112-113.

[201] J. M. Guardia (1884), p. 315.

> Métaphysicien incomparable, et natuellement porté aux plus hautes spéculations, Aristote tendit toujours vers l'empirisme et ne perdit jamais de vue le positif. Il n'est pas un de ses écrits authentiques oú ce souci de la pratique ne s'aperçoive, même au milieu des hypothèses et des inductios prématurées. Chacun sait qu'il est le chef reconnu du sensualisme, et que chez lui le naturaliste a contribué à faire la philosophe. C'est par là qu'il diffère surtout de Platon, dont la préparation scientifique se réduisait à la géométrie, et qui a prouvé, par son exemple, comme plus tard Malebranche, que la méthode geométrique est insuffisante pour l'étude de la nature et de la vie [202].

Platón, pues, al contrario de Aristóteles, representaba la figura del anticientífico, tanto que Guardia llegó a decir de él que, más que un griego, parecía un chino o un indú:

> Aristote était né pour la science, il en avait le gout et le génie; tandis que les écrits de Platon, et un particulier ceux qui touchent à la science, sont manifestement anti-scientifiques. Le *Timée,* par example, qui représente une sorte d'encyclopedie, est plus digne d'un Chinois ou d'un Indou que d'un Grec contemporain de Socrate [203].

Por lo que respecta a Aristóteles conviene aclarar que Guardia pensó que había habido mucha confusión en relación al Estagirita. Porque, según él, se conocía a un Aristóteles falso, el de los escritos de la metafísica, lógica y política y, sobre todo, el presentado por árabes y escolásticos, y había, por contra, un Aristóteles

[202] J. M. Guardia (1884), p. 266.

[203] J. M. Guardia (1884), p. 7.

verdadero, el de la ciencia, la biología y la medicina. Y, en este sentido una de las confusiones más graves había sido, según Guardia, el creer que el tratado del alma aristotélica era una obra sobre metafísica cuando en realidad no era otra cosa que una teoría —una teoría vitalista— de lo que era la vida.

4. PROGRESO Y CAMBIO CIENTÍFICO

Guardia creyó que la ciencia progresaba de forma indudable y así lo afirmó varias veces:

> La médecine mentale des anciens est très pauvre, ils sous ce rapport, sont inférieurs aux modernes [204].
>
> Ni le monopole de l'ensignement et de la collation des grades, ni les privilèges toujours debout, ni l'esprit de corps, ni pouvaient empêcher la science de prospérer ailleurs [205].

Cómo era el progreso y la evolución de la ciencia quedó mucho menos claro en la obra de Guardia. Y, en este aspecto, hay que decir, en primer lugar, que Guardia no aceptó, en absoluto, el esquema comtiano de los tres estadios:

> Cette thèse specieuse du progrès démontré par la chronologie, bien qu'assez puérile au fond, a pour bout de montrer le bien fondé de la theorie des trois états successifs de l'esprit humain, comdamne par Auguste

[204] J. M. Guardia (1884), p. 37.

[205] J. M. Guardia (1884), p. 309.

> Comte à passer régulièrement par la théologie, par la metaphysique et par la science. S'il était démontré par cette succession est réelle et régulière, on pourrait demander à celui qui prétend la démontrer par l'exemple du moyan âge, si le moyen âge appartient à l'état métaphysique ou à l'état théologique, et si l'antiquité qui nous a légué les germes de toute science, se rapprochait plutôt de celui-ci que de celui-la [206].

Pero la claridad con la que expresó su oposición a los esquemas ajenos sobre la dinámica del progreso científico, Guardia no la supo mantener —al menos yo así lo entiendo— cuando quiso exponer el suyo propio, llegando a articular afirmaciones tan ambiguas como que las revoluciones entran en la tradición y confirman la evolución:

> Permis à l'historien de regretter les exces de ces commotions profondes et les réactions qui en sont la conséquence ordinaire. Si la nature ne procède point par sauts et par bonds, il en est autrement de la science; el chemin qu'elle suit n'étant pas, toujours uni et droit, ni même tracé force lui est d'avancer aussi par secousses. C'est ainssi que les révolutions entrent dans la tradition et confirment l'évolution, on pourrait dire la règle [207].

5. FACTORES CONTRARIOS AL PROGRESO CIENTÍFICO

Los factores que Guardia señaló como contrarios al progreso científico pueden dividirse en dos grandes grupos, que correspon-

[206] J. M. Guardia (1884), pp. 287-88.

[207] J. M. Guardia (1884), p. 485.

den a lo que hoy denominamos factores externos e internos. Entre los primeros enfatizó, en primer lugar, el dogmatismo religioso, cosa que no nos puede extrañar habida cuenta de su doctrina materialista:

> Tant que les Grecs et les Latins furent libres du côté de la raison, ils marchèrent à pas de géant dans le chemin qui mène à la vérité; le progrès s'arrêta au moment on le dogme entra dans la politique, lors que la religion d'Etat monta sur le trône impérial [208].

La falta de libertad, ligada a los sistemas políticos imperialistas, era así mismo uno de los factores contrarios al progreso de la ciencia:

> Les Romains de la décadence eurent aussi une médecine inférieure, en rapport avec les nouvelles institucions. Si l'empire fut un régime approprié au monde conquis, plus affamé d'ordre que de liberté, en revanche, il ne contribua guèrre à la régéneration des esprits [209].

El corporativismo fue visto también muy negativamente por nuestro autor y afirmó que el peor corporativismo era el que se hacía en nombre de la ciencia:

> Les médecins triomphèrent des chirurgiens au détriment de la chirurgie qui végéta misérablement. Triste exemple de ce que peuvent les corporations puissantes contre le bien public. Les plus dangereux privilèges et

[208] J. M. Guardia (1884), p. 40.

[209] J. M. Guardia (1884), p. 21.

les plus vivaces son ceux qui s'abrigent à l'ombre de la science [210].

E íntimamente conectado con este corporativismo, estaba el nepotismo, no menos perjudicial que él y que se mostraba claramente en la transmisión, casi hereditaria, de las cátedras universitarias:

> **Parmi tant de maîtres illustres ou célèbres, il se recontre quelques médiocrités. Remarquons en passant qu'elles appartiennent presque toutes à ces familles influentes et puissantes qui se transmettaient les chaires comme un fief héréditaire** [211].

El siguiente de los factores externos que anotaremos como contrarios, según Guardia, al progreso de la ciencia, será el contacto con Oriente, pues nuestro autor fue todo lo contrario de un orientalista. Para él, la ciencia había comenzado en Grecia e, indiscutiblemente, se había desplazado en una sóla dirección: Occidente.

> **Il faut le dire, malgré le préjugé qui prevaut encore, soutenu par une fausse théorie du progrés: la médecine grecque se gata au contac de l'Orient de même que l'art et les lettres** [212].

Esta consideración, tan negativa, de la medicina oriental la hizo extensible a la medicina árabe:

[210] J. M. Guardia (1884), pp. 70-71.

[211] J. M. Guardia (1884), p. 467.

[212] J. M. Guardia (1884), p. 5.

> Si l'on excepte la monograhie de Rhazès sur la variole et la chirurgie d'Abulcasis les auteurs arabes de médecine sont inabordables. Bordeau les a bien jugés dans cet endroit oú il fait dire ou médecine des Pyrénées qui passe revue sa bibliothèque: «Cet paquet de feuilles volantes que vous voyez sont des lambeaux des Arabes, Rhazès, Avicenne et quelques autres: j'ai déchiré la reste de ces ouvrages comme inutile». Toutes les recherches des modernes sur le médecine arabe, despuis Freind jusqu'à Wûnstenfeld et Leclerc, confirment ce jugement sommaire [213].

El último de los factores externos contrarios, según Guardia, al progreso científico era uno que atañía directamente a la ciencia española pues lo constituía el Tribunal de la Inquisición que mantuvo, según nuestro menorquín, el pensamiento español cautivo hasta bien entrado el siglo XVIII.

> Mais ce soleil qui se levait sur les deux mondes selon un mot célèbre de vait souffrir une longue éclipse, depuis le jour oú l'Inquisition tint la pensée captive jusqu'au leur affranchissement des esprits qui ne comença que bien tard au XVIII [e] siècle [214].

Entre los factores internos, es decir, aquellos contenidos en las propias teorías científicas o en la metodología, Guardia destacó, en primer lugar, el dogmatismo, atribuyendo a Galeno la paternidad de la primera gran mentalidad dogmática:

> C'est à cela que se réduit son éclectisme; mais en médecine, il n'est point éclectique, et tout l'effort de sa

[213] J. M. Guardia (1884), p. 42.

[214] J. M. Guardia (1884), p. 70.

> **pensée révèle un dogmatique convaincu et décidé a établir la doctrine médicale, le dogme, comme il dit, sur les ruines de l'empirisme et du méthodisme, ainsi qu'il résulte de la plupart de ses écrits... Il est le pontife de ce sanctuaire, oú rien ne manque, sauf la tolérance et la charité [215].**

El escolasticismo era el complemento inmediato de este dogmatismo llegando, entre ambos, a hacer desaparecer la realidad y la razón del interior del discurso científico:

> **Aux subtilités de la philosophie arabe s'ajoutaient celles de la scolastique; la réalité disparaissait sous les mots, et les arguments de l'école tenaient lieu de raisonnement et de raison [216].**

Tan importante como el dogmatismo escolástico había sido, según nuestro autor, la nefasta tendencia de crear sistemas médicos, esto es, doctrinas médicas que, partiendo de un principio o un método de análisis, intentaban dar razón autosuficiente de los fenómenos de la vida y la enfermedad. Y fue el propio Galeno uno de los pioneros en este abuso del pensamiento sistemático:

> **Il aimait trop l'hypothèse et les systèmes. C'est domage, car il y voyait très clair quand ses préjugés d'école ne l'aveuglaient pas [217].**

[215] J. M. Guardia (1884), p. 31.

[216] J. M. Guardia (1884), p. 44.

[217] J. M. Guardia (1884), p. 36.

Pero, de entre los sistemáticos, lo más peligrosos eran, claramente, aquellos que querían fundamentar su sistema en los principios que les ofrecían las matemáticas, la física o la química:

> Son autonomie est assurée si elle échappe aux empiriques et aux systématiques, qui la menacent incessamment. Aujourd'lui, après bien des èvolutions et des tergiversations, nous la voyons encore se plier aux caprices des physiciens et des chimistes, plus particulièrement de ces dernier qui lui promettent toujours la pierre philosophale et la panacée universelle; et au nom de la méthode expérimentale, qui'ils croient moderne et nouvelle, se vantent de lui révéler les causes occultes et les secret de toutes les maladies... Ni la théorie des ferments ni celle des acides droit et gauche, ni toute la chimie organique, comme on dit par un abus de mots déplorable, —car toute science est une et doit partant se passer d'épithètes qualificatives— ni les pretentions folles des chimistes, ne changeront d'un point la nature ni les conditions de l'art [218].

No puede, por tanto, sorprender que Guardia considerara muy justa la reacción de Stahl y de los vitalistas de Montpellier contra los sueños de los sistemáticos y de sus principales herederos: los reduccionistas a ultranza.

> Par une reaction légitime autant qu'opportune contre les rêveries systématiques des médecins qui ce croyaient exacts et positifs, parce qu'ils appliquaient rigouresement aux phénomènes de la vie les calculs des géomètres et les expériences des physiciens [219].

[218] J. M. Guardia (1884), p. 97.

[219] J. M. Guardia (1884), p. 123.

Es interesante, por último, ver otro de los factores internos contrarios al progreso científico que argüía Guardia, pues se trataba del naturismo. Y he dicho que lo creía interesante porque ha habido, erróneamente, cierta tendencia a considerar el naturismo y al vitalismo, si no como hermanos, sí, al menos, como parientes cercanos, lo cual ha llevado a confusions parecidas a las derivadas del emparentamiento entre vitalistas y dualistas. Las palabras del propio Guardia hacen innecesaria cualquier otra insistencia sobre las diferencias entre una y otra doctrina.

> La nature fut assimilée à une sort de providence active et vigilante, dont il fallait interpréter les désirs et les volontés, en donnant satisfaction à ses exigences par des remèdes extraits des mineraux et des plantes, dans les quels on croyait saisir des affinités mystérieuses avec les organes et les propriétés vitales. C'est ainsi que la doctrine des médecins dits naturistes, ou partisans de la nature médicatrice se transformait insensiblement en mysticisme et en métaphysique religieuse [220].

6. FACTORES FAVORECEDORES DE LA CIENCIA

La larga lista de factores opuestos al progreso científico quedó reducida a su mínima expresión cuando se refirió a lo contrario, a los factores que lo favorecieron. Y de ellos señaló únicamente la tolerancia, de la que la Universidad de Halle había dado un gran ejemplo, y su hermano gemelo, el espíritu liberal, que había encontrado refugio en la Universidad de Leiden:

[220] J. M. Guardia (1884): p. 76.

> Ce glorieux exemple de réelle tolérance [de la Universidad de Halle] mérite d'être rappelé à nos Facultés, qui on fait une médicine officielle et orthodoxe, au nom du laquelle ont été proscrits les dissidents [221].

> Il peut être utile de remarquer ici que l'Université de Leyde, ouverte à tous les hommes de tous les pays, a dû sa renommée éclatante à l'esprit libéral avec lequel ses curateurs choisissaient partout les maîtres de la jeunesse... Ce sera l'éternelle glorie de la Hollande, d'avoir été, en des temps de discorde, le refuge et l'asile des intelligences libres [222].

7. IMPORTANCIA DE LAS INSTITUCIONES CIENTÍFICAS

Guardia fue consciente de la gran importancia que las instituciones tenían para el desarrollo de la ciencia, debido a la unión y a la comunicación que procuraban entre los hombres de la ciencia. En Francia habían destacado, en este aspecto, la Sociétè Royale de Médecine y la Academie Royale de Chirurgie:

> Le grand bienfait de la Sociétè royale de médecine et de l'Académie royale de chirurgie, c'est d'avoir uni par la science les médecins et les chirurgiens de la nation, autrefois isolés, séparés, divisés par des préjugés d'école ou de province. C'est par ces deux institucions utiles que l'esprit d'association et de confraternité se

[221] J. M. Guardia (1884), p. 112.

[222] J. M. Guardia (1884), p. 92.

développa, s'étendit, se fortifia, el tourna à l'avantage du bien public [223].

Las que mejor funcionaban de estas instituciones eran, según Guardia, aquellas que dependían más del propio interés de los asociados que del abrigo que pudieran prestarle las autoridades administrativas. Entre las primeras se encontraba la Academie Royale de Chirurgie, que había demostrado repetidas veces su vitalidad:

> Le public, presque toujours dupe des apparences, ne sait pas qu'il y a deux sortes de sociétés savantes: celles qui sont nées de la science même et de la nécessité où sont les savants de mettre leurs efforts en commun pour obtenir des grands résultats; et celles que doivent le jour aux besoins ou oux caprices de l'administration, dont l'empire envahissant s'etend sur toutes choses. L'Académie royale de chirurgie ne relevait que d'elle-même; et son fondateur, La Peyronie, lui avait assuré l'indépendance et l'autonomie, en la dotant généreusement. Aussi fit-elle beaucoup et bien dans un espace de temps qui ne dépasse guère soixante ans; tandis que l'Académie actuelle de médecine, qui ne compte pas moins d'années d'existence, n'a fait jusqu'à ce jour qu'une besogne administrative, pas ses commisions diverses que travaillent sur l'invitation ou sous la direction du governement; dépourvué d'ailleurs de cete autorité et de cet esprit d'iniciative, de réforme et de progrès que l'autonomie seule confère aux corps savants quand ils ont une vie propre, une personalité, une volonté [224].

[223] J. M. Guardia (1884), p. 440.

[224] J. M. Guardia (1884), p. 200.

La Academie des Sciences había sido el caso contrario de la Academia de Chirurgie pues, a pesar de que allí se habían reunido hombres de indudable talento, había faltado esta unidad cordial indispensable para el trabajo provechoso.

> L'Academie des Sciences a donné la première l'exemple de cette promiscuité. Mais il ne suffit pas de juxtaposer les talents pour les faire concouir à une oeuvre commune. Ce n'est point leur nombre ni leur variété qui fait l'union et la force. Sans une idée mère et fondamentale qui les anime, ces compagnies fondées par le bon plaisir d'un seul, pour la satisfaction de quelques —amours propres— ressemblent parfaitement à un corps sans vie [225].

8. AUTORIDAD Y CIENCIA

Guardia creyó que una de las amenazas más grandes que se cernía sobre la ciencia era el excesivo peso de la autoridad, y que en no pocas ocasiones esta autoridad científica se veía protegida y reforzada por la autoridad política y religiosa. Pero si era concebible una moral e, incluso, una filosofía apoyada por el poder, era impensable que ocurriera lo mismo con la ciencia, pues esta debía obedecer a otra lógica y a otras razones:

> Si le dogme infaillible ne peut rien contre le droit et la raison, que pourrait-il contre la nature qui parle haut et révèle les secrets de la vie? On a vu une philosophie oficielle. Mais qui oserait rêver una physiologie d'Etat.

[225] J. M. Guardia (1884), p. 199.

> Rien ne ressemble moins à la théologie que la science de la nature; et l'étude des sciences naturelles ne dispose point à la crédulité [226].

Pero si, como acabamos de ver, era innegable que en épocas pasadas la citada autoridad civil o religiosa había decidido sobre cuestiones científicas, afortunadamente los tiempos modernos —decía Guardia— habían emancipado las ideas científicas de la autoridad extracientífica:

> Les reactionaires de la tradition, forts des privilèges d'une corporation puissante, habitués à trancher les questions scientifiques avec l'aide de la justice, furent enfin obligés de plier devant les circonstances. L'autorité de la tradition consacrée par la foi cédait tout doucement la place à la verité. A l'obligation de croire se substituait la liberté du doute et l'envie de protester. Tous les esprits éclairés tendaient à l'émancipation [227].

El pensamiento, en cierta medida antiautoritario, de Guardia no le llevó, sin embargo, a una actitud iconoclasta, porque distinguió muy bien entre la autoridad científica conferida por una labor intelectual importante y la que se apoyaba en criterios no estrictamente científicos. Así, hablando de Van Helmont, decía:

> Exemple mémorable qui, ajouté à tant d'autres, prouve que tous les médecins qui ont mérité l'épithète de grands, —et l'on ne saurait la refuser à cet homme

[226] J. M. Guardia (1884), p. 448.

[227] J. M. Guardia (1884), p. 306.

> **extraordinaire— ont eu le respec de la tradition, très distinct du respect de l'autorité [228].**

Había, sin embargo, en la ciencia, según Guardia, muchos mecanismos que reforzaban la autoridad y la ortodoxia. Tampoco se le escapaba, en este aspecto, que la refutación de las novedades que pudieran generar dudas sobre esta ortodoxia era uno de los caminos más habituales y fructíferos para la escalada científica y social:

> **Cette campagne de l'intolérance orthodoxe dura de longues années; et l'on vit des hommes bien pensants et dévorés d'une ambition vulgaire, se faire de titres aux chaires du haut enseignement et aux diverses académies, par des réfutations en règle des théories de Gall et de Broussais [229].**

9. DISPUTAS CIENTÍFICAS

Guardia no concedió, en su obra, mucho espacio a las disputas científicas, lo más directamente relacionado con este aspecto que en ella se puede encontrar es que afirmó que, en ciertas ocasiones, algunas ideas científicas surgían primordialmente para contestar a otras. Un buen ejemplo de esto había sido, según él, la doctrina de Brown.

> **Cette doctrine plausible, mais étroite et exclusive, était une réaction bien légitime contre les théories des**

[228] J. M. Guardia (1884), p. 81.

[229] J. M. Guardia (1884), p. 451.

mécaniciens et des animistes, auxquelles on peut appliquer le jugement de l'éclectique Leibniz, à savoir qu'elles sont vrais dans ce qu'ils affirment, et fausses dans ce qu'ils nient, c'est-à-dire incomplètes [230].

Más espacio merecieron las rivalidades —distintas de las disputas— existentes entre los científicos, entre los médicos y, sobre todo, entre las escuelas. Todas ellas hacían dudar seriamente a Guardia de la pretendida fraternidad de los científicos:

Rien de plus commun que ces compétitions ardentes entre professeurs appartenant à des écoles rivales. De tout temps, les médecins on fait comme les philosophes: les dissentiments qui divisaient les anciennes écoles de Cos et de Cnide, d'Alexandrie et de Pergame, son bien connus. Chez les modernes, tous les pays possédant des universités ont vu de pareilles luttes entre savants: en Italie, Pise et Bologne ne sont pas plus d'accord que Padoue et Naples; en Espagne, il y a une ardente émulation entre Alcala et Salamanque; en France l'animosité ne cesse point entre Montpellier et Paris; en Angleterre, Oxfort et Cambridge se disputent la prééminence; en Belgique c'est l'Université de Louvain qui, au nom de l'orthodoxie, prétent à l'hégémonie. L'Allemagne a ses grandes et ses petites universités et l'émulation va jusqu'à l'antagonisme. Partout les savants se mostrent aussi nerveux, aussi emportés que les poètes, et la pacifique Hollande n'échappa point, malgré son flegme, à cette loi fatale. Il serait puéril de le dissimuler, les médecins n'ont jamais brillé par l'esprit de confraternité; et ces dispositions peu bienveillantes on porté les écoles à s'entredéchirer par des sentiments de jalousie et d'envie.

[230] J. M. Guardia (1884), p. 160.

> C'est ainsi que la science elle-même, qui, selon l'image du poète, élève l'esprit jusqu'aux hautes regions de la sagesse, par la sérénité de la raison éclairée, ramène la plupart des savants à ces luttes de l'arène, qui déshonorent la profession et amusent la galerie. Les théologiens eux-mêmes, en dépit de leurs lumières surnaturelles et de la charité obligatoire, ont prouvé maintes fois que la fraternité n'est qu'un mythe. Quelqu'n a dit avec raison qu'on ne pèche jamais par excès de charité [231].

10. PSICOLOGÍA DEL CIENTÍFICO

Respecto a las características psíquicas de los científicos, Guardia quiso dejar claro que para el cultivo de la ciencia hacía falta imaginación pues, y en contra de lo que pretendía el mecanicismo positivista, de la mera acumulación de datos no surgían las ideas científicas. Así hablando de Haller decía:

> Cet observateur infatigable, cet erudit consciencieux, se montrait plus que sobre de raisonnements par respect pour la raison. Du famoux précepte de Buffon: «Amassons des fait pour nous faire des idées», il ne suivait à la lettre que la première partie. Il peut passer pour le chef de cette école si nombreuse d'expérimentateurs qui consignent sévèrement la raison à la porte de leur laboratoire. Contents d'enregistrer, ils laissent à d'autres la satisfaction de penser et de conclure [232].

[231] J. M. Guardia (1884), pp. 142-43.

[232] J. M. Guardia (1884), p. 148.

La virtud psicológica más característica del buen científico era, según Guardia, la curiosidad y, lo que es casi su sinónimo, el amor a la novedad:

> La révélation de la vérité, qui se fait par la science, est hâtée par la curiosité incessante des savants, qui ne sont en réalité que des hommes plus éclairés et plus curieux que les autres. Si la curiosité n'est pas, comme on l'a dit, despuis bien des siècles, la mère de la science, elle en est certainement une des conditions indispensables. La nature ne se révèle qu'aux curieux, et les curieux aiment pardessus tout la nouveauté [233].

Las buenas condiciones psíquicas para el cultivo de la ciencia no tenían porqué ir acompañadas de grandes actitudes morales. Se podía ser un excelente científico siendo un profundo egoista. Guardia creyó, incluso, que el genio científico no estaba demasiado lejos del monstruo:

> Avec un telle supériorité de talents, l'orgueil se comprend et s'excuse. Barthez ne fut ni bon, ni aimable, et son profond égoisme et aussi incontestable que son esprit de domination. Beaucoup d'autres exemples semblent prouver que les facultés affectives et les sentiments de bienveillance sont peu compatibles avec une grande force de tête. On a dit que la génie etait une névrose; il serait plus juste de dire qu'il ressemble parfois aux monstruosités [234].

[233] J. M. Guardia (1884), p. 484.

[234] J. M. Guardia (1884), p. 173.

11. RELACIONES ENTRE CIENCIA Y RELIGIÓN

Si no hubiéramos aclarado anteriormente el sentido que tenía el vitalismo de Guardia podría extrañar que ahora afirmáramos que, para este autor, existía una fuerte incompatibilidad entre la religión y la ciencia, pero tras lo que llevamos dicho no sólo no nos debe chocar sino que es perfectamente coherente que el vitalista y materialista Guardia creyera que, desde muy antiguo, la religión fue un freno y un obstáculo importante para el desarrollo del pensamiento científico:

> La médecine existait avant Hippocrate, mais confinée dans les temples aux mains des prêtres qui en trafiquaient, l'enveloppant des fables et des mystères. Le monopole sacerdotal paralysait ses progrès. Hippocrate eut la glorie de l'arracher du sanctuaire et de la produire au grand jour. C'est lui qui l'émancipa, la sécularisa, la fit indépendante et autonome, la dégagea des bandelettes de la superstition, lui ôta son caractère divin et sacré, lui enleva les purifications, les enchantements et les miracles, et la ramena tout simplement à l'observation de lois naturelles [235].

Sin embargo, a pesar de esta tarea liberizadora de Hipócrates, el sentimiento religioso había conseguido, en tiempos posteriores al griego, desbancar repetidas veces al auténtico pensamiento científico:

> Tous ces compilateurs et plagiaires des bas siècles ont beau répéter qu'ils ont visité Alexandrie, —ce qui etait un titre à la considération publique pour les méde-

[235] J. M. Guardia (1884), p. 1.

cins— depuis longtemps la science était éteinte, le fanatisme religieux régnait à Rome, à Constantinople, dans toutes les grandes villes de l'Orient et l'Occident, paiens et chrétiens rivalisaient de zèle et d'intolérance; les thaumaturges remplaçaient les savants, et la théologie, au nom de la foi, condamnait la nature et la recherche des lois naturelles offrant en pâture à la curiosité le surnaturel et le miracle [236].

Para Guardia, era precisamente cuando el ardor religioso daba paso a la humildad y a la tolerancia, el momento propicio para el desarrollo del espíritu científico:

> Les grandes lumières portent les hommes supérieurs à la modestie et à l'indulgence. A mesure que l'ardeur religieuse se calmait, la passion du vrai prenait possession des âmes [237].

La incompatibilidad entre ciencia y religión no era más que una versión de la radical oposición entre religión y pensamiento liberal, el cual Guardia —ya lo sabemos— consideraba absolutamente imprescindible para el cultivo de la ciencia:

> La liberté expirait au seuil de l'Eglise, et toute tête ceinte d'une mitre cessait de penser librement. La religion et la libre pensée son incompatibles; et ceux qui pretendent concilier la philosophie avec la théologie, se trompent étrangement, s'ils sont de bonne foi [238].

[236] J. M. Guardia (1884), p. 38.

[237] J. M. Guardia (1884), p. 388.

[238] J. M. Guardia (1884), p. 279.

No creo necesario insistir —ya lo hemos hecho suficientemente— en que Guardia tenía perfectamente claro que su doctrina vitalista nada tenía que ver con el pensamiento religioso, pero no sólo su vitalismo, incluso el de Stahl, el cual, a pesar de lo que insistentemente se había afirmado, era —en su opinión— absolutamente ajeno a las creencias religiosas.

> Parce qu'il appartenait par sa naissance à la secte des protestants piétistes, on a supposé que ses principes et sa doctrine émanaient de ces croyances, et que son système était fondé sur la religion; comme si l'art de guérir avait besoin d'une sanction dont la morale elle-même peut se passer [239].

12. CIENCIAS Y PARACIENCIAS

Guardia creyó que era posible e, incluso, facil trazar una línea divisoria entre lo que era y no era pensamiento científico. La pseudo y las paraciencias eran, naturalmente, en su opinión, unos lamentables extravios del recto camino de la razón:

> La passion des sciences ocultes détournait la curiosité du vrai chemin de la science. La magie, la nécromancie, la sorcellerie, l'astrologie faisaient cortège à l'alchimie, et l'on devenait fou à la recherche de la pierre philosophale et de l'elixir de vie [240].

[239] J. M. Guardia (1884), p. 113.

[240] J. M. Guardia (1884), p. 44.

La separación entre ciencia y no ciencia la hizo, Guardia, desde una inequívoca postura etnocéntrica: la ciencia era, por supuesto, la ciencia europea-occidental, directa heredera de Grecia, cuna indiscutible de todo pensamiento científico y racional. No puede, pues, sorprender que la Medicina India y China tuvieran, en el pensamiento de nuestro autor —como vimos anteriormente—, una escasa consideración. Tan escasa, que tildó, a sus doctrinas y conocimientos, de pura invención:

> Anatomiste et physiologiste d'un ordre supérieur, Galien ne pouvait se laisser prendre à ce riche tissu de fables oú l'anatomie et la physiologie sont de pure invention, comme dans les livres de médecine indiens et chinois [241].

13. ENSEÑANZA DE LA CIENCIA MÉDICA

Guardia pensó que para que el médico científico adquiriera buena formación era necesario complementar el estudio teórico con el práctico. En este último, el profesor se dirigía directamente a los sentidos:

> Les livres apprennent à penser; mais il ne montrent point ce qu'il faut avoir vu et expérimenté pour agir comme practicien. La botanique, la zoologie, l'anatomie, la connaissance des drogues medicinales, ne s'apprennent pas dans les livres, pas plus que la physique et la chimie. Il y faut non pas des professeurs qui dissertent docte-

[241] J. M. Guardia (1884), p. 267.

> ment, mais des démonstrateurs qui s'adressent aux sens pour arriver jusqu'à l'inteligence [242].

Resulta absolutamente consecuente, pues, que Guardia alabara sin recato las universidades holandesas donde se había organizado eficazmente esta enseñanza práctica:

> C'est par là que l'esprit positif des Hollandais servit utilement l'art de guérir, en instituant les chaires indispensables et ces établissements où l'on peut voir et toucher tout ce qui se démontre: officines, jardins botaniques et zoologiques, collections de plantes et d'animaux, conservés par des procédés ingégieux (sic), amphithéâtres d'anatomie, laboratoires de physique, de chimie, de physiologie, salles d'observation, d'experimentation et d'expertise, bref tous les moyens d'étudier pratiquement l'homme physique et moral, les maladies et les procédés de traitement [243].

Si se recuerda la situación profesional de Guardia, es fácil comprender que fuera partidario de la enseñanza libre —no estatalizada— y que viera en la oficial un reducto de los viejos privilegios y del monopolio antisocial. Así hablando de los cursos que se prohibieron a Vicq-d'Azyr afirmó que:

> Des formalités ridicules servirent de prétexte à cette interdiction mal déguisée. On voit que l'enseignement libre meritait dès lors la haine des gens qui vivent de monopole et des privilèges [244].

[242] J. M. Guardia (1884), p. 390.

[243] J. M. Guardia (1884), p. 144.

[244] J. M. Guardia (1884), p. 207.

14. LA HISTORIA DE LA MEDICINA

Si elegíamos como primer apartado, para estudiar la mentalidad de Guardia, el vitalismo, era, como ya dijimos, porque nos parecía que aclarar este aspecto nos sería clave para poder detectar la coherencia del pensamiento de nuestro autor. Queremos ahora dedicar el último apartado a las concepciones que Guardia tenía acerca de la Historia de la Medicina, esperando que sirva de corolario y de remate lógico a lo que hasta ahora hemos expuesto. Nuestra opinión básica es que Guardia buscó en la Historia un argumento retórico para defender sus supuestos vitalistas; y quizás, más que para defender sus supuestos, para atacar a sus oponentes, es decir, a aquellos que defendían un acercamiento reduccionista y mecanicista a los problemas de la medicina. No hace falta decir que estos reduccionistas también utilizaban una potente retórica: la que les proporcionaba el significado y los resultados del laboratorio. Por eso, como buen polemizador, Guardia no solamente quiso demostrar la superioridad de sus supuestos sino también la inconsistencia de los argumentos de sus adversarios. Argumentos, estos, imposibles de casar —decía— con las enseñanzas de la Historia:

> Son autonomie est assurée si elle échappe aux empiriques et aux systématiques, qui la menacent incessamment. Aujourd'hui, après bien des évolutions et des tergiversations, nous la voyons encore se plier aux caprices des physiciens et des chimistes, plus particulièrement de ces dernies, qui lui promettent toujours la pierre philosophale et la panacée universelle; et au nom de la méthode éxperimentale, qu'ils croient moderne et nouvelle, se vantent de lui révéler les causes occultes et le secret de toutes les maladies. Si le vulgaire des médecins savait l'histoire de l'art, s'il en connaissait les révolutions et tant de réformes avortées, il ne se laisserait

pas piper à ce leurre des chimistes, d'autant plus téméraires et entreprenants qu'ils ne sont pas médecins. Ni la théorie des ferments, ni celle des acides droit et gauche, ni toute la chimie organique, comme on dit par un abus déplorable, —car toute science est une et doit partant se passer d'epithètes qualificatives—, ni les prétentions folles des chimistes, ne changeront d'un point la nature ni les conditions de l'art. Ques les médecins s'aident de l'expérience artificielle, ou expérimentation, rien de mieux, s'ils en ont le loisir; on sait despuis les premiers essais d'Aristote et de l'école alexandrine, que les expériences et les recherches sur les animaux ont beaucoup aidé aux progrès de l'anatomie et de la physiologie comparées; et il semble très naturel et tout simple que la pathologie et la thérapeutique bénéficient de ces expériences et des ces recherches comparatives.

Les vétérinaires, qui sont los médecins des animaux, ont assez montré, despuis Bourgelat, combien il y a de points de contact entre la médecine animale et la médecine humaine; ils ont, pour leur part, jeté un pont sur l'abîme que l'orgueil philosophique de Descartes ouvrit, non pas le premier, mais avec plus d'eclat que ses prédécesseurs, entre l'humanité et l'animalité; et la médecine comparative est née de leurs travaux utiles. Mais il y aurrait folie à vouloir renverser les deux colonnes qui supportent despuis tant de siècles l'édifice composite de l'art de traiter les maladies, a savoir l'observation et l'expérience.

La méthode expérimentale, réduite en principes par des expérimenteurs très habiles, sans doute, très expérimentés, mais un peu bornés du côté de l'esprit, la méthode expérimentale, malgré ses garanties d'exactitude et ses prétentions à l'infaillibilité, ne peut rien contre la

> tradition des siècles, rien contre l'histoire, sans laquelle l'évolution même de l'art ne saurait se concevoir. Toutes les expérimentations du monde ne peuvent remplacer l'enquête du passé, quant il s'agit de déterminer l'origine, la marche, les progrès, les transformations et les modifications des maladies considérées dans les conditions diverses des temps et des lieux, des générations et des races. Aussi les plus savants historiens de la médecine, et à leur tête Sprengel, Hecker et Haeser, n'ont pas séparé de l'histoire de l'art, c'est-à-dire des practiques et des doctrines, l'histoire des epidémies, qui est le fond le plus solide de la pathologie historique. Il y a grande apparence que la caste orgueilleuse des experimentateurs pourrait encore être ramenée à la modestie, si les études historiques étaient tant soit peu en honneur chez les médecins contemporains. Il suffirait d'ouvrir un lucarne sur le passé dans chaque laboratoire pour ramener l'expérimentation à son veritable rôle [245].

Pero, para que su argumentación fuera eficaz, Guardia tuvo que asegurar precisamente que su discurso, su retórica, —de la que la historia constituía la parte nuclear— tenía otras finalidades, más morales y más asépticas, que la mera defensa de unas opiniones. La retórica es tanto más productiva cuanto más disimulada se presenta. Y Guardia supo practicar este juego perfectamente, alcanzando incluso, en él, altas cotas literarias, como cuando aseguraba que la principal misión de la historia era hacer justicia a los muertos, y en este empeño, de hacer justicia, no se podían hacer concesiones: había que otorgar prestigios, pero también sustraer, sin compasión, los ganados fraudulentamente:

[245] J. M. Guardia (1884), pp. 97-98.

> L'histoire étant avant tout une oeuvre de justice et de réparation, il est bon que les vivants apprennent des morts à bien faire et à marcher droit. C'est particulièrement des études biographiques et historiques qu'il importe de retirer un instruction morale. Les faux savants, les industriels et les charlatans, son également justiciables de l'histoire; il est juste qu'après avoir abusé les contemporains et trompé l'opinion publique, ils soient dépouillés sans pitié de la réputation qu'ils ont usurpée. A chacun ce que lui revient [246].

Un buen ejemplo de este juez imparcial que debía ser el historiador, lo había dado Louis, quien había sabido convertir las necrológicas —género con fuertes tendencias a la hagiografía— en muestras magistrales de lo que debe ser el espíritu preciso y nítido del historiador:

> Juge impartial, sinon impassible, il montre portout la conscience du médecin légiste; dans ces exhumations juridiques, en retrouve la précision et la netteté qui recommandaient ses rapports d'expert. Sa fermeté ne craint ni l'ombre des morts, ni la colère des vivants. Peut-être eût-il mieux réussi dans l'histoire que dans l'éloge; et malgré ses succès dans ce genre acadèmique, il ressemble plutôt à un historien qu'à un panégyriste. Il n'est ni le premier, ni le seul qui ait compris et traité la biographie comme un genre historique. Sans s'écarter de la tradition, il a pris le droit chemin, se tenant à égale distance de l'oraison funèbre et de la satire; fidèle aux convenances, mais réservant les droits de la critique; plus soucieux de remplir son devoir que de mériter

[246] J. M. Guardia (1884), p. XIV.

> **tous les suffrages; écrivant en toute sincérité, comme un juge inflexible, sans complaissance ni faiblesse [247].**

Y con las enseñanzas de esta Historia, justa y objetiva, eran, naturalmente, irreconciliables los sistemas —fueran físicos, químicos o matemáticos: todos reduccionistas al fin y al cabo— que pretendían tener una explicación autosuficiente para los fenómenos de la vida y la enfermedad.

> **L'histoire est incommode en effet aux faiseurs de systèmes; quand elle les gêne, ils la faussent ou la plient à leurs thèories absolues. Faire et refaire l'histoire n'est au pouvoir de personne; il faut la prendre telle qu'elle est, en se rappelant que le passé est irrévocable, et qu'il est plus aisé de le regretter que de le corriger, selon la remarque très juste d'un historien latin [248].**

La historia, según Guardia, tenía, y no por casualidad, importantes concomitancias con la medicina pues ambas compartían un mismo tipo de acercamiento a los problemas intelectuales. Y este acercamiento, basado en la observación y en la reflexión, era, precisamente, el opuesto al de la filosofía, la cual se dejaba dominar por la seducción que ejercían sobre ella los sistemas: los siempre reprobables sistemas.

> **On voit tout de suite quelle est la difference entre la médecine et la philosophie. Celle-ci subordonne l'histoire à un système, soit pour étayer et corroborer ce système soit pour se retremper elle-même, quand elle se sent vieille et décrépite. Il en est tout autrement de la méde-**

[247] J. M. Guardia (1884), p. 193.

[248] J. M. Guardia (1884), p. 289.

> **cine, laquelle trouve dans le passé la tradition vivante des hommes de l'art, et l'évolution des principes, des méthodes et des faits qui sont sa richésse [249].**

Guardia tiene muy claro donde habitaban los enemigos más peligrosos y, en aquel tiempo ya, sin duda, más poderosos del vitalismo: en el laboratorio. Su afirmación de que la historia era el laboratorio del mundo fue, a un tiempo, un tributo que pagó el gran prestigio que dicho lugar estaba adquiriendo en la práctica científica y un intento de sustitución o suplantación de esta fábrica donde se producían los hechos. Los hechos que eran —él lo sabía bien— la materia prima con que se fabricaba el pensamiento.

> **Qui oserait ébaucher la théorie des épidémies sans tenir compte de l'histoire? et qui pourrait sans son aide étudier la naissance, le développement, les transformations des maladies à travers les siècles? Dans ce grand laboratoire du monde vivant, le temps est le facteur principal, et il faut absolutement compter avec lui [250].**

La historia era, pues —quería, Guardia, que fuera— «el laboratorio» de los que no querían entrar en el mundo de las probetas. Pero no hace falta recordar que la imitación de lo que se desprecia suele ser, como en este caso, un claro signo de que la batalla empieza a estar perdida.

Como resumen podemos afirmar que Guardia fue fundamentalmente un vitalista de finales del siglo XIX y, como tal, materialista, ateo y anticlerical. Guardia detectó claramente que el enemigo más fuerte del vitalismo era, sin duda, el reduccionismo

[249] J. M. Guardia (1884), p. 454.

[250] J. M. Guardia (1884), p. 455.

físico-químico al que emparentó —seguramente de forma equivocada— con todos los sistemas que habían intentado una explicación unilateral, cerrada y autosuficiente de los fenómenos de la vida y de la enfermedad. La historia que escribió estuvo condicionada o, mejor, determinada por la necesidad de encontrar argumentos que demostraran que la evolución de la medicina había sido positiva siempre que había seguido los caminos marcados por el materialismo vitalista y que, por contra, todos los sistemas, como en aquellos momentos el físico-químico, habían supuesto un lamentable desvío. Desvío —afirmaba— que la humanidad había pagado muy caro.

VI. LUIS COMENGE Y FERRER

Luis Comenge y Ferrer [251] nació en Madrid en 1854. Su padre, Juan Bautista Comenge, farmacéutico de profesión, tuvo ya buenos conocimientos de latín y bibliografía. Luis estudió el bachillerato en Villahermosa y medicina en Valencia, obteniendo el grado de licenciado en 1875. Tres años más tarde se doctoró con una tesis sobre la medicina en el reinado de Alfonso V. En 1887, poco después de contraer matrimonio, fue nombrado médico auxiliar del Laboratorio Microbiológico de Barcelona, pasando a ser vicedirector del mismo al año siguiente. En 1891 se le encargó la dirección de la sección de higiene pública de dicho Laboratorio. Comenge fue acreedor a lo largo de su vida de muchos otros cargos y honores, como el de Subdelegado de Medicina de Barcelona, Presidente Efectivo y Honorario de la Academia de Higiene de Barcelona, Socio de las Reales Academias de Medicina, y Socio, igualmente, de la Sevillana de Buenas Letras.

La labor científica de Comenge se puede dividir en dos campos; en uno figuran las publicaciones íntimamente relacionadas con su profesión de higienista, y en el otro, las dedicadas a su gran afición: la historia de la medicina.

[251] Cf. L. Sánchez Granjel (1963); J. M.ª López Piñero (1969); L. Sánchez Granjel (1973); J. Riera (1975a); L. Sánchez Granjel (1981) y F. Bujosa Homar (1983b).

Como higienista, Comenge fue extraordinariamente competente. Desempeñó con eficacia diversas tareas profilácticas que le fueron encomendadas, tanto en Barcelona como en el resto de España, y algunas de sus publicaciones, como *La tuberculosis en Barcelona,* los *Estudios demográficos de Barcelona,* o *La mortalidad infantil de Barcelona,* tienen un nivel muy digno, propio del gran movimiento de medicina preventiva que hubo en España en la segunda mitad del siglo XIX y primeras décadas del siglo XX.

Mayor resonancia tuvo, sin embargo, su labor como historiador. Perteneciente a una etapa posterior a la de Joaquín Villalba, Anastasio Chinchilla y Antonio Hernández Morejón, Comenge, gracias a su preparación —había sido en su juventud auxiliar de archivos y bibliotecas y profesional del periodismo médico— y a sus relaciones —fue amigo de Antonio Elías de Molins y de Plácido Aguiló—, pudo incorporar nuevas fuentes a la investigación histórico-médica, como los textos legales y los documentos e archivo. Gracias, seguramente, a esta mayor exigencia en su labor, pudo mantener relaciones con varios historiadores extranjeros, publicar en revistas de tanto prestigio como *Janus* y recibir elogios de personalidades tan importantes en el mundo de la Historia de la Medicina como Max Neuburger.

De toda la producción histórico-médica de Comenge, es necesario destacar dos obras: *La medicina en Cataluña,* y *La medicina en el siglo XIX. Apuntes para la Historia de la cultura médica en España.* La primera de ellas la integran doce capítulos dedicados a cuatro grandes períodos: Prehistoria, Edad Antigua, Media y Moderna. El libro está escrito a partir de una correcta asimilación de la historiografía anterior, a la que Comenge supo añadir su propia investigación. Especialmente brillante resulta la parte de ella dedicada a la medicina medieval, y en concreto, a la discusión sobre el origen americano o europeo de la sífilis.

La medicina en el siglo XIX fue escrita por Comenge con una clara voluntad de continuar las obras de Antonio Hernández Morejón y de Anastasio Chinchilla, que concluían al llegar a los años finales del Setecientos. Es su obra más madura y constituye, según Juan Riera, la mejor aportación de la historiografía médica española del último tercio del siglo XIX y primero del actual. Continúa, lógicamente, siendo todavía un trabajo de obligada lectura para todo aquel que se interese por la medicina española del siglo XIX.

Juan Riera [252] ha analizado con detenimiento la obra de Comenge y ha señalado varias características definitorias de la mentalidad de este último como historiador. La primera, su afiliación a la historiografía positivista y su consecuente deseo de formular leyes históricas de forma parecida a como la química y la fisiología positivas formulaban leyes químicas o fisiológicas. La segunda, una visión organicista tanto de la medicina como de la sociedad. La tercera, un claro eco, en su obra, del historicismo romántico. La cuarta, la utilización que, en su trabajo, hizo de los archivos y de las fuentes de carácter legal. La quinta, su creencia de que era necesaria una ordenación propia para cada país y que, a diferencia de Hernández Morejón y Chinchilla, no hizo un repertorio biobibliográfico sino que ordenó sus materiales con arreglo a las diversas disciplinas médicas. Finalmente, Riera subraya, respecto a la obra de Comenge, una óptica no nacionalista de la ciencia hispánica, una gran valoración de la medicina francesa del siglo XIX y una reiterada y minuciosa referencia a las fuentes.

Luis García Ballester [253] se ha ocupado también de Luis Comenge atribuyéndole un carácter brillante, incisivo y polémico.

[252] J. Riera (1974) y J. Riera (1975a).

[253] L. García Ballester (1979), pp. 131-36.

Ha situado a Comenge dentro del movimiento literario y político que se conoce por Renaixença, por una parte, y, por otra, en el ambiente de trabajo de archivo que supieron crear, en Cataluña, figuras como Rubio y Lluch o las tres generaciones de Bafarulls. García Ballester ha subrayado también el supuesto positivista y la concepción organísmica de la historia que caracterizaron la orientación ideológica de Comenge, emparentándolo, en este terreno, con la figura de su colega y amigo el historiador de la medicina vienés Max Neuburger, a quién Comenge dedicó su primera colaboración en *Janus.* Por último, García Ballester ha destacado la conexión que tuvo Comenge con Federico Rubio, en cuya revista —*Revista iberoamericana de Ciencias médicas*— publicó, en 1890, un artículo de denuncia y programático titulado «Aplicación del método experimental en Historia de la Medicina».

Nuestro trabajo va a estar basado en el análisis de tres obras de Luis Comenge: *La medicina en el Reino de Aragón. Siglo XIV*[254], *La Medicina en Cataluña (bosquejo histórico)*[255] y *La Medicina en el siglo XIX. Apuntes para la historia de la Cultura Médica en España*[256]. Al igual que hicimos con Hernández Morejón, olvidaremos voluntariamente su obra más programática el *Criterio médico en historia* (Barcelona 1903) porque queremos examinar sus obras históricas sin el peso de declaraciones expresas sobre el tema. Como en los casos anteriores, ordenaremos nuestra exposición en diversos apartados.

[254] L. Comenge (1974).

[255] L. Comenge (1914).

[256] L. Comenge (1914).

1. CONCEPTO DE HISTORIA

Comenge estaba plenamente convencido de que la Historia se había convertido en una auténtica ciencia y que tenía un método parecido a los saberes que se ocupaban de la naturaleza, es decir, que se basaba en hechos comprobables y buscaba explicaciones razonables y contrastables de estos hechos:

> Todo lo cual resta autoridad a la idea del viaje en los días presentes, en que la historia ya no es lo que se supone, ni lo que se dijo, ni lo que parece, sino lo que desprende de la compulsación de hechos atestiguados y comprobables... [257].

> Lo sensible para nuestra patria es que en ella, en días cercanos y en alguna corporación que debiera ser respectable, se permitan payasadas cuando un movimiento gigantesco en honor de las ciencias históricas se nota en los países más adelantados del orbe [258].

Para Comenge, esta historia científica tenía unos fines bien concretos:

> Dirigir el porvenir y educar a los presentes señalándoles causas de error, caminos de progreso y decencia, honrando de paso a nuestros predecesores [259].

[257] L. Comenge (1908), p. 98.

[258] L. Comenge (1974), p. 43.

[259] L. Comenge (1974), p. 43.

2. HISTORICISMO

Comenge escribió sus obras desde una óptica historicista, en el sentido tradicional y amplio del término. Aunque es también digno de notar que, algunas veces, en la propia defensa del relativismo, Comenge admitía, paradójicamente, valores suprahistóricos y, en consecuencia, la posibilidad de comparación entre distintos períodos.

> El referido Amiguet —dice Comenge— publicó y comentó el Tratado de los apostemas del famoso Gui de Chauliac en catalán (1501) con la cooperación del cirujano Juan Valls. La obrita está hecha con discreción, era útil en aquellos días y tenía por objeto difundir la doctrina del maestro Amiguet expuesta en cátedra... [260].

> Cosas hubo que nos parecen salvajes, y, sin embargo, fueron en su tiempo positivos adelantos y necesarias, aunque transitorias, las defectuosas lecciones. Entre degollar a los prisioneros, o mutilarlos barbaramente o venderlos o simplemente desterrarlos, lo último es cien veces más humanitario; entre robar con violencias a la mujer o comprarla, lo postrero es más suave y digno, y, sin embargo, hoy consideramos tal posesión altamente reprobable. En la escala de los hechos sociales, como en la de los procedimientos médicos, no se puede prescindir de los peldaños inferiores, de aquellos tanteos rudimentarios, teóricos y prácticos, útiles en su tiempo, luego inadecuados o inconvenientes, como inconvenientes son para el adulto los juegos e indumentaria del parvulillo [261].

[260] L. Comenge (1908), p. 126.

[261] L. Comenge (1914), p. X.

3. HISTORIA DE LA MEDICINA

Tanto su convencimiento de que la historia general era una ciencia comparable a las ciencias de la naturaleza, como sus supuestos historicistas, los demostró nítidamente, Comenge, al referirse al caso concreto de la Historia de la Medicina:

> ¿Cómo remediar el atraso en Historia de la Medicina? ¿De qué suerte conjugar las desventuras, que sobre la clase llueven por aquella ignorancia? De un modo tan sencillo de proponer como difícil de practicar en los días presentes: que muchos trabajen historia y que nadie imagine historias; que en los libros hablen los hechos y se eclipsen los historiadores; que desaparezca el método memorista, mecánico, substituido por el procedimiento plástico y adecuado a cada rama de la ciencia testimonial, queden abolidas las autoridades y las referencias no comprobadas, y en auge los documentos legítimos y originales; que se reproduzcan épocas y no relaciones; en suma, que se enseñe la Medicina en su evolución exacta, y enlazada con las circunstancias que influyeron en el desarrollo y todo apoyado en textos irrefragables o en deducciones legítimas... Juzgamos, en suma, que la Historia de la Medicina habría de construirse y enseñarse como las ciencias experimentales: con hechos, con demostraciones evidentes con el auxilio de los archivos, bibliotecas, colecciones de recetas, de drogas y de fármacos arsenicales de instrumentos y aparatos de todas las épocas; con disposiciones regias y municipales, determinaciones y costumbres relacionadas con la institución, componiendo primero monografías parciales, de las cuales surgiría luego la Historia general y sintética

pertinente a la Medicina de una nación o de una comarca [262].

Dentro de las concepciones que Comenge tenía acerca de la Historia de la Medicina, no es posible olvidar dos claros anticipos de lo que serán, en años posteriores a su muerte, dos importantes aspectos de la metodología histórica médica. Así, en primer lugar, denunció el llamado método de las grandes figuras y, en segundo, puso en práctica un método de recuento de las citas, claro antecedente, del que la historia de la ciencia contemporánea ha tomado prestado de la documentación:

> En consecuencia adolerá de incompleta e ineficaz el estudio de la Historia Médica basado en aquella teoría de los hombres providenciales proclamada por Emerson y Carlyle, donde se oculta que los sabios, los genios, los que mejoran lo conocido según definición de Pascal son espíritus eminentemente eruditos y prácticos, condensadores, muchas veces, de las ideas y vislumbres de épocas y de lo que vagamente alcanza el vulgo en frecuentes casos... [263].

> Gui de Chauliac... citó en su «Grande Cirugía», 890 veces a Galeno, 661 a Avicena, 175 a Albucasis, 149 Halihabas... [y así sucesivamente hasta 16 autores], alusiones que claramente manifiestan la filiación de sus doctrinas y la preponderancia respectiva de griegos, árabes y cristianos [264].

[262] L. Comenge (1914), pp. XVII y XVIII.

[263] L. Comenge (1914), p. XV.

[264] L. Comenge (1908), p. 80.

4. CIENCIA, PARACIENCIAS Y CREENCIAS

Comenge tuvo claro, en todo momento, que la medicina era una auténtica ciencia, con tanta dignidad epistemológica como la que más.

> El antiguo sacapotras conquista valimiento y respecto; la Medicina ya no es un oficio de curar, sino alta ciencia que labora por la salud del individuo, la felicidad de los pueblos y la perfección de la especia humana [265].

Y, aunque no indicó la manera de diferenciar el conocimiento científico del conocimiento creencial, sí afirmó repetidas veces que tanto las creencias como las paraciencias eran unas claras y frontales enemigas de la ciencia médica:

> El estado progresivo de la ciencia en la mentada centuria a pesar de la turbia y corriente avasalladora formada por la rutina y la fe ciega en los maestros, y acrecentaba por supersticiones astrológica, delirios de alquimia, embrujamientos, espíritus y demás embeleços, no exclusivos de aquella edad, sino propios de siglos anteriores y más cercanos... [266].

> No ha quedado el recuerdo de una sóla escuela de Medicina donde se enseñara sistemáticamente la ciencia; no se exigían cualidades ni estudios uniformes a los médicos; reminiscencias del saber greco-latino, amasados con observaciones incompletas, prácticas y el cortejo de delirios cimentado en la necromancia, pyromancia, aero-

[265] L. Comenge (1914), p. VI.

[266] L. Comenge (1974), p. 46.

> mancia, hidromancia, arúspices, ligatores, herencia de antiguos pueblos y fuentes de extendidos y posteriores dislates, constituían el núcleo de la ciencia médica de los godos [267].

Estas medicinas paracientíficas no eran, según Comenge, propias sólo de tiempos antiguos, sino que en el mismo siglo XIX se habían formulado unas nuevas que, como las anteriores, se oponían al adecuado caminar de la ciencia:

> Y conste, ya que de defectos hablamos, que no fueran los españoles los que inventaron las quimeras y delirios de la escuela mal llamada fisiológica ni química-médica ni engendradores de las demasias de una falsa o precipitada observación, ni de las panaceas, filtros de juventud, dosis infinitesimales, espiritismos médicos, rabiosos materialismos y demás novedades que, con raices en el pasado, vinieron a embrollar el Arte [268].

Es digno de notar que, en esta última cita, Comenge compara el materialismo —el materialismo rabioso, dice él— con otras desviaciones de la razón como el espiritismo o la homeopatía. Este dato nos aconseja precisar —como haremos más tarde— la ideología de Comenge, que, aunque positivista y experimentalista, mostraba su rechazo tanto para el materialismo mecanicista como para el espiritualismo radical.

> Tales modalidades de rebelión —dirá— y otras semejantes adolecen de un mismo defecto señalado por Leibniz al juzgar los sistemas mecánicos y espiritualistas,

[267] L. Comenge (1908), p. 37.

[268] L. Comenge (1908), p. 142.

a saber, que son verdaderos en los que afirman y falsos en lo que niegan [269].

5. ORIGEN DE LA MEDICINA CIENTÍFICA

La medicina, según Comenge, tuvo un origen en el que estaban íntimamente imbricadas las creencias y la práctica empírica. Esta parte del conocimiento se volvió científica gracias a la experiencia, a las nuevas observaciones, a la importación de ideas propias de otros países, y a la difícil y larga evolución de reflexión teórica:

> Concluiremos de los vislumbres de la historia que, en los primitivos tiempos, pasado el período instintivo, los sacerdotes, druidas, inspirados ancianos y curiosos fueron los depositarios de la ciencia teúrgico-empírica... [270].
>
> El imperio de lo sobrenatural en los conceptos de salud y enfermedad, entregó el Arte a los augures, druidas, adivinos y sacerdotes. La importancia y conveniencia de intervenir y arreglar la práctica llevó preceptos sanitarios primitivos al régimen de los pueblos convirtiéndose en institución rudimentaria, que se fue mejorando con la oficial protección, con las depuraciones de la experiencia, con el trabajo de los observadores con las advertencias de los forasteros y con la trabajosa

[269] L. Comenge (1914), p. 38.

[270] L. Comenge (1908), p. 23.

evolución de la teoría muy sofocada por ignorancias y torcidos prejuicios [271].

Como vemos, Comenge dio mucha importancia al intercambio cultural que existía de muy antiguo y que era fundamental, según él, para entender el nacimiento y el desarrollo de la ciencia médica en un país determinado:

La cultura médica de los primitivos españoles debiose más que a la ciencia de los indígenas, al roce con los pueblos de Oriente, a la importación... [272].

No es cuerdo, pues, en nuestro sentir, abrazar sin reservas la opinión de Méndez Silva, Morejón y algún otro, según la cual los primitivos hispanos fueron los fundadores de la Medicina racional, sistemática, filosófica, aunque Alibert apoye esta especie. La Medicina en España, como en Cataluña, como en los principios de todo pueblo, no fue arte ni ciencia, sino conjunto de nociones transmitidas por la tradición, ejercidas por ancianos, jefes de tribu, patriarcas, sacerdotes, aficionados nómadas, curanderos, esclavos y personas caritativas, meramente cumplimiento de una urgencia biológica por medio de prácticas rutinarias y empíricas amalgamadas con creencias nacidas de una teogonia inculta y de una experiencia sin lógica, todo lo cual se fue depurando con el correr de los siglos y el comercio con otros pueblos más adelantados [273].

[271] L. Comenge (1908), p. 189.

[272] L. Comenge (1908), p. 22.

[273] L. Comenge (1908), p. 17.

No es extraño, pues, que Comenge creyera que la ciencia médica tenía un carácter auténticamente internacional:

> Nació y medró la ciencia médica de y por la razón humana y es labor mundial [274].

6. RELACIONES CIENCIA-SOCIEDAD

Comenge tuvo una visión ambivalente, o, incluso, contradictoria, respecto a las influencias sociales en el desarrollo científico. En algunas ocasiones consideró un contratiempo el hecho de que la pureza científica se viera manchada por intereses sociales o políticos:

> [Broussais], Paracelso moderno y disputador brillante, llevó al templo de la ciencia, las escorias de la pasión, las impurezas de la política y los arrebatos de las muchedumbres... [275].

> Otros los progresistas, se dejaron arrastrar por tres fuerzas, tres inclinaciones que debilitaron la sana actividad, a saber: generalizar a partir de lo particular parcialmente conocido; convertir en martillazos contra el dogma católico las novedades de la observación; mezclar las ideas políticas con las escuelas terapéuticas y profilácticas, según venía haciéndose en el extranjero [276].

[274] L. Comenge (1908), p. 14.

[275] L. Comenge (1914), p. 37.

[276] L. Comenge (1914), p. 56.

Sin embargo, pese a estas palabras, en otras ocasiones, Comenge afirmó resueltamente que **el médico saber sintetiza en cada época la pujanza, la ilustración, la valía de la colectividad** [277] y él mismo se propuso escribir una historia de la medicina en la línea que hoy llamaríamos externalista:

> **En poco volumen, escaso aparato y llana exposición me propongo dar idea suscinta de la Medicina en España, de sus manifestaciones externas e internas más esenciales dentro de un ámbito cronológico relativamente estrecho y teniendo presentes las palpitaciones de la vida médica en Europa durante la pasada centuria, considerando a los hechos políticos y a la general cultura la intervención que les corresponde en el desarrollo de la profesión como ciencia y como necesaria función social, y considerando, en suma, a la institución curativa cual rama de la humana actividad jamás desprendida de la existencia nacional, ni huérfana de la savia y ambientes científicos de otros pueblos y de otras edades** [278].

7. ORGANICISMO

Como bien ha señalado Juan Riera [279], Comenge consideró no sólo la medicina, sino el conocimiento en general, como un organismo viviente, que hereda el pasado, se alimenta, se desarrolla y sufre las inclemencias del medio exterior:

[277] L. Comenge (1908), p. 15.

[278] L. Comenge (1914), p. III.

[279] J. Riera (1974), pp. 22-25.

Los conocimientos humanos constituyen algo así como entidad viviente que subsiste por anteriores eficacias y prospera y fructifica por el amor y la diligencia de los contemporáneos [280].

La medicina es una institución perenne un organismo viviente incluido en el estroma, en la urdidumbre de la organización social... [281].

Y así, considerando el arte (médico) como organismo viviente, pensamos que ofreció un metabolismo anómalo con escasas nutriciones y transformaciones científicas, con energía positiva en sus elementos, pero sin la conveniente integración del conjunto; no hay que hablar de degeneración y vejez en su existencia, sino de algo inarmónico y convulsivo en sus manifestaciones, como en todo ser que lucha contra recios obstáculos que le aprisionan y martirizan... [282].

En esta edad se inaugura el período de la Medicina regional como organismo evolutivo en el cual se verá más tarde la influencia de algún cerebro-antorcha, de genios prácticos, de inteligencias eficaces y modestas, de abejas anónimas ilustradas y caritativas que infunden vigor y luz a la profesión considerada por los magnates y respetada del pueblo [283].

[280] L. Comenge (1914), p. 337.

[281] L. Comenge (1914), p. 367.

[282] L. Comenge (1914), p. 49.

[283] L. Comenge (1908), p. 47.

8. EL MÉTODO CIENTÍFICO

Comenge creyó que el método ideal para hacer progresar el conocimiento médico era, básicamente, el que propugnaba el positivismo, es decir, un conocimiento basado estrictamente en los datos que ofrecían la clínica, las necropsias y los laboratorios.

> Pero al llegar al siglo XIX aquel descenso se contiene y la medicina progresa arrollando grandes dificultades y obstáculos de toda índole, para adquirir en los postreros años de la centuria una situación relativamente lozana y digna, que será más expléndida y fructífera cuando la regeneración se apoye, con firmeza, en el trabajo asiduo en laboratorios, anfiteatros y clínicas... [284].

> La cultura médica, inoculada de arabismo y adoctrinada en una cirugía menor ungüentaria, nutrida de resúmenes, comentos, clasificaciones, estractos y antidotarios, poseedora de una anatomía embrionaria y tosca, plagadas de disquisiciones fisiológicasquiméricas, con ingertos de astrología y cábala, ofrecía, sin embargo, dos tendencias que la llevaron a su mayor apogeo: la observación clínica y el estudio anátomo-fisiológico experimental [285].

> Como el valor de los hechos comprobados y las conquistas de la física y de la química aplicadas a la medicina señorearon la atención de los doctores, importancia perdieron las disquisiciones y polémicas calcadas en los sistemas exagerados y batallones... Al final ganan

[284] L. Comenge (1914), pp. XII-XIII.

[285] L. Comenge (1908), pp. 106-107.

los métodos analíticos y de investigación anatomopatológica, lo que pierden las elucubraciones y los comentos. En esta edad el positivismo acorrala al antiguo vitalismo [286].

A diferencia, pues, de Hernández Morejón, Chinchilla y Guardia, Comenge dio un valor primordial al laboratorio llegando a comparar la práctica clínica y, más concretamente, al enfermo a un laboratorio, el cual constituía en su opinión el auténtico santa santorum de la ciencia:

> Las cátedras de clínica... la utilidad suma para el médico de reconocer, por propia experiencia, el ocasio praeceps en los laboratorios vivos, de aclarar el juicio arduo y ser más pronto sabio y benéfico para sus semejantes [287].

La experimentación —ahora, sin duda, en el sentido preciso y estricto del término— era, para Comenge, la mejor arma para acercarse a la verdad:

> El siglo XIX, en integral juicio, se caracteriza porque a través de una actividad constante, a veces desordenada y febril, alimentada por reminiscencias de un gusto depravado y añejo por las controversias de una baja filosofía, consigue establecer el imperio de la experimentación y del análisis y resolver arduos y trascendentes problemas merced a la aplicación de los adelantos físico-químicos al arte de curar, el cual ya no es, para el profesor, terreno de comprobación de los diversos siste-

[286] L. Comenge (1914), p. 379.

[287] L. Comenge (1914), p. 89.

> mas ni agrupación de especulaciones científicas de cimentación endeble y con mayor o menor ingenio ofrecidas, sino conjunto de cuestiones que estudiar, datos que inquerir, verdades que aplicar y necesidades que satisfacer para, con todo ello, elevar la ciencia a un alto grado de esplendor y convertirla en más cierta y útil, es decir, respetable [288].

No debe extrañar, conocida esta mentalidad, que Comenge se lamentara de la poca afición que tenía la clase médica al trabajo de laboratorio:

> La colectividad médica... aceptó siempre con mayor placer la esclavitud y riesgos de hospitales, campos y villatorios que la sujeción de la retorta y del microscopio [289].

Es lógico también que Comenge fuera un gran defensor de los aparatos e instrumental de laboratorio y que, a diferencia de los sensulistas, como Hernández Morejón, no sintiera reticencia alguna respecto a la utilidad y fiabilidad del microscopio:

> Y se dedicaron con ardoroso ahinco a estudiar el organismo valiéndose del microscopio, instrumento que ha sido el auxilio más brillante y fecundo que la Física ha prestado a la ciencia de curar y causa de una transformación radical cuyas fructíferas consecuencias aún no se alcanzan en totalidad, con ser tantas y de tal

[288] L. Comenge (1914), p. 44.

[289] L. Comenge (1914), p. XIII.

calibre las ventajas obtenidas con el amplificador aparato [290].

Pero no sólo alabó, Comenge, los aparatos de laboratorio, sino también, y de forma absolutamente consecuente con sus supuestos, los instrumentos clínicos como el esfigmógrafo, el oftalmoscopio, el termómetro o el laringoscopio [291].

Es preciso señalar —lo avanzábamos antes— que la mentalidad positivista no condujo a Comenge a abrazar la postura metafísica del materialismo a ultranza, sino que el suyo fue un positivismo determinista a la manera de Claude Bernard, a quién tanto admiró. Un determinismo que, como tal, huía de discusiones metafísicas a cerca de la materia y el espíritu.

> [Claude Bernard] **combatió con sus hechos y escritos el escepticismo fisiológico proclamado en los libros de Bichat; se opuso a la duda tenaz de Magendie, batió el empirismo médico y puso el** ***determinismo*** **frente a los materialistas y sthalianos** [292].

Debemos, sin embargo, precisar aún más y señalar, así, que el determinismo de Comenge era mucho menos radical que el de Claude Bernard, admitiendo, por ejemplo, y a diferencia del francés, el gran papel que jugaba el criterio estadístico en los proyectos y juicios médico-científicos:

> **Las conclusiones sanitarias, el valor de las reformas, las necesidades de las modificaciones en la legislación y**

[290] L. Comenge (1914), p. 340.

[291] L. Comenge (1914), p. 350.

[292] L. Comenge (1914), p. 345.

prácticas higiénicas, y, en general, todos los proyectos y juicios pertinentes a la pública salud no pueden formularse rectamente ni apreciarse sin estadísticas veraces e interpretadas científicamente [293].

Si Comenge fue perfectamente claro y preciso al comentar, dentro del análisis del método científico, el momento de la recogida de datos y hechos, resultó mucho más oscuro y simple cuando trató de la lógica y las operaciones mentales que, a partir de los datos, tenían como objetivo la formulación de doctrinas y leyes científicas. En este punto añadió poco al conocido método aristotélico del análisis y síntesis:

Para ser (las doctrinas) **científicas, verdaderas y útiles dentro del límite de nuestros medios, requieren delicadas, complejísimas y constantes operaciones mentales del análisis y síntesis y aplicación sabia de métodos, experiencia y conceptos de los antecesores** [294].

Su fuerte adhesión al método positivo-experimental condicionó de forma decisiva las opiniones de Comenge acerca de la enseñanza médica. Condenó, así, sin paliativos, los sistemas que separaban al alumno de las ciencias experimentales y alabó, por contra, los que le acercaban a la observación clínica y experimental:

En los primeros cincuenta años la eficacia eclesiástica torció la educación médica, separándola de las ciencias

[293] L. Comenge (1914), p. 406.

[294] L. Comenge (1914), p. 476.

> experimentales para enfrascarla en el dilatado estudio, y casi estéril, de las lenguas muertas y caducos textos [295].
>
> La elocuencia en cátedra y lo exquisito de los autores no es bastante para formar doctos médicos; indispensable es guiar al principiante por las escabrosidades de la práctica y las dificultades de la observación, gimnasia que, en nuestra facultad, no es complementaria ni de puro recreo, sino fundamental para el conocimiento, esencial para acudir con sensatez a los mil conflictos del variadísimo profesional ejercicio. De donde se infiere la capital importancia de la sala de disección, de los laboratorios, clínicas, inspecciones, por las que debieran pasar los alumnos todos como auxiliares, practicantes, alumnos internos, preparadores, etc., sujetos a rígidas ordenanzas y olvidando las pruebas de suficiencia puramente teórica [296].

Este método escolástico era, para Comenge, uno de los factores más importantes que había que aducir a la hora de explicar el retraso científico-médico español:

> De esta dichosa transformación ha gozado España, no hay duda. La profesión médica en nuestro país, aherrojada, lánguida rutinaria y farragosa en el siglo XVIII; abrumada por un sin número de preocupaciones, errores y vicios docentes y profesionales; con legislación defectuosísima o nula según las materias; estrangulada por absurda tutela del Estado o sofocada por la ingerencia de extraños criterios político-religiosos empequeñecedores de la verdad divina; con universidades tramposas

[295] L. Comenge (1914), p. 371.

[296] L. Comenge (1914), p. 415.

> y rivales; sin solidez en los principios y copiando a roso y velloso, de modo que la originalidad se reducía a impugnaciones, comentarios y escolios, a retorcidas filigranas de la imaginación apoyadas en la interpretación de frases magistrales, aforismos y conclusiones de sistemas médicos; en aquel tiempo, por lo general, las opiniones para conseguir la equiescencia no había de cimentarse, como hoy, en hechos comprobados y comprobables, sino tan solo estar escritas por un nombre famoso, por una autoridad reconocida, lo que encendía disputas, inflamaba los espíritus, enturbiaba la razón, manietaba al progreso y perpetuaba preocupaciones y métodos contrahechos [297].

Si, en general, la medicina era un conocimiento que debía estar basado en la experiencia y en la observación, en el caso concreto de la anatomía este requisito se acentuaba y, según Comenge, la disección constituía, prácticamente, su único método:

> Dicho esto, y comprendiendo que la anatomía es de las ciencias que menos deberían prestarse a las gallardías de la imaginación, que sus conclusiones no tienen otras fuentes que la observación y el trabajo manual ayudado por la inteligencia... [298].

> Baste recordar que a los catalanes se debe la gloria de haber implantado en España y Montpeller los estudios prácticos de la anatomía, base positiva, esplendorosa y única de grandes y ulteriores conquistas [299].

[297] L. Comenge (1914), p. V.

[298] L. Comenge (1914), p. 177.

[299] L. Comenge (1908), p. 57.

El párrafo que acabamos de reproducir nos adelanta ya la creencia de Comenge de que la anatomía normal y patológica era un conocimiento que constituía la base más sólida sobre la que debía apoyarse el progreso médico. Esta idea la repitió en varias ocasiones:

> En días de Cruveilhier el cultivo de la anatomía pasó a la jurisdicción casi exclusiva de los cirujanos, y esta diaria aplicación a la práctica, con las inyecciones finísimas y las investigaciones necrópsicas y microscópicas abrieron múltiples, amplias y sorprendentes vías de perfeccionamiento y actividad, según hemos de ver... La minuciosidad y exactitud en las disecciones y descripciones anatómicas y el concurso valioso de las artes plásticas en sus enseñanzas, actuaron en el progreso de la fisiología como el de esta disciplina en todas las demás ramas del arte de curar, exactamente lo mismo que ha venido ocurriendo en todas las centurias. Esta correlación evolutiva es natural, de tal suerte que por los conocimientos anatómicos de un siglo puede inferirse el estado de la biología y patologías humanas [300].

> En 3 de Junio de 1391 la Universidad de que tratamos (Lérida), que había alcanzado no pequeña celebridad y que se regía por estatutos parecidos a los de Bolonia y Montpeller, solicitó y consiguió un real decreto firmado por D. Juan I, mediante el cual se colocaron los estudios médicos de Lérida en primer rango entre los españoles. Nos referimos al privilegio de anatomizar los cuerpos de los reos condenados a muerte reclamados por los médicos [301].

[300] L. Comenge (1914), p. 31.

[301] L. Comenge (1908), p. 57.

9. PAPEL DE LAS CIENCIAS AUXILIARES

Comenge consideró que las ciencias básicas eran totalmente imprescindibles para la medicina y que el progreso de esta última dependía en gran parte de los adelantos propios de las primeras, en especial de la química:

> **En tal período (algo más de un siglo) una metamorfosis completa operóse en el Arte de la salud, merced a inesperados y colosales adelantos, hijos, en primer lugar, del progreso de la ciencias auxiliares...** [302].
>
> **...Yoduro de potasio... narcotina... morfina... estricnina... brucina y cafeína... quinina... conicina... nicotina, atropina y otros alcaloides que se manifiestan el ingreso feliz de los adelantos químicos en el arte de curar** [303].

Por el contrario, y en lógica consecuencia, Comenge pensaba que la falta de cultivo de las ciencias básicas —auxiliares, le llamaba él— era un importante lastre para el progreso médico:

> **De los Colegios de cirugía salían médicos cirujanos, la falta de adecuada preparación para terminar con fruto la carrera médica y el desmayo de las ciencias auxiliares seguían siendo, entre otros, impedimentos para la adquisición de sólidos y extensos conocimientos** [304].

[302] L. Comenge (1908): p, 137.

[303] L. Comenge (1914), p. 40.

[304] L. Comenge (1914), p. 380.

10. PROGRESO CIENTÍFICO

La idea de progreso en Comenge es, sin duda, mucho más rica, variada y compleja que en Hernández Morejón, en Guardia o en Chinchilla. En términos generales, comparó el progreso a una línea que, aunque ondulada, seguía siempre una dirección ascendente:

> **Por tanto el progreso médico en conjunto, enlazado a los adelantos de otro orden, desde Colón a mediados del siglo XVIII, puede presentarse gráficamente por una línea con ondulaciones, a veces muy sensibles, pero siempre ascendente [305].**

La idea de progreso no sólo está, sino preside, ostensiblemente, la obra de Comenge, quién se atrevió a profetizar que este progreso continuaría en el futuro hasta llegar a cotas altísimas:

> **Con efecto el espíritu se asombra y maravilla ante el esplendor y magestad que la doctrina médica ha conquistado en el siglo XIX, y aún cuando no podemos vislumbrar la distancia que al arte le separa de su cenit —la cual distancia nos da remota noción de la inmensidad del futuro saber y del inapreciable tesoro de progresos y beneficios que le están reservados para la perfección y bienestar de los pueblos—, no pueden negarse la altura alcanzada, ni sus brillantes servicios y adelantos [306].**

[305] L. Comenge (1908), p. 109.

[306] L. Comenge (1914), pp. IV y V.

Esta idea de progreso no se aviene, claro está, con los supuestos historicistas que antes atribuíamos a Comenge. Por eso, en algunas ocasiones, traicionando dicho historicismo, Comenge adoptará criterios atemporales y, en función de ellos calificará de errores y puerilidades las ideas del pasado:

> ...Sin que esto quiera ocultar los errores y puerilidades terapéuticas propias del atraso de aquellos días [307].

A pesar de que como hemos dicho, para Comenge, la línea del progreso era, en general, ascendente, también afirmó que, en ella, a veces se presentaban importantes baches, como el que supuso la invasión del sur de Europa por los bárbaros:

> Para la Medicina fue una verdadera desgracia la llegada de las razas del Norte. La razón es obvia: el invasor, que carecía de condiciones organizadoras y de cultura médica, cuidóse de conquistar, conservar lo adquirido y reducir la mole del imperio romano a escombros y ruinas, de los cuales fue brotando la ciencia medieval de los latinos, mísera y anteca, sin bríos ni gallardía, de suerte que sólo conservó confusos trazos de los clásicos grecolatinos... [308].
>
> En suma; la Medicina Goda, al menos en nuestro país, no sólo quedó estacionada y adormecida, sino que dio un paso gigantesco hacia sus tiempos primitivos, y aún retrocediera más si los ibero-latinos no se afanaron por conservar alguna parte de su antiguo esplendor [309].

[307] L. Comenge (1908), p. 82.

[308] L. Comenge (1908), p. 37.

[309] L. Comenge (1908), p. 39-40.

La sólida fe que Comenge tenía en el progreso, y en especial en el progreso científico, no le impidió, tampoco, constatar que éste arrastraba, inevitablemente, algunos aspectos poco deseables.

> En dicha centuria (siglo XIX) languidecen o sucumben las formas docentes antiguas y las costumbres universitarias, decae la tiranía del texto, toma inusitados bríos la investigación, trabajan los laboratorios, se apagan las disputas sobre antiguos y corroídos sistemas y se vislumbra la intervención del médico en el régimen social... Claro es que tantas y tales ventajas fueron acompañadas de sensibles defectos: así vemos crecer la minuciosidad y esa maleza de la mente que se llama afán de generalizar sobre un detalle bien o mal comprobado; confundirse lo teatral con lo científico, el negocio con la humanidad; al afán de notoriedad o de riquezas sacrificar al sacerdocio; la tenacidad y el orgullo substituir a la sinceridad experimental, y todo ello con el olvido de la lógica médica y del profesional decoro, agitándose, a veces, en la charca de una concurrencia egoísta nunca tan avasalladora [310].

Dentro del esquema, rico y complejo, que Comenge tenía del progreso científico cabía, incluso, el error como fuente, a la larga, de avance científico, una cuestión que, como es conocido, crecerá en importancia dentro de la historiografía médica y científica del siglo XX. Comenge dirá en *La medicina en el reino de Aragón (siglo XIV):*

[310] L. Comenge (1914), p. VII.

> Y no quieren meditar acerca de la positiva influencia que el error como la verdad tienen en la evolución del arte [311].

Y en *La medicina en el siglo* XIX, afirmará que:

> Gall y su discípulo Spurzheim... llaman la atención de los sabios hacia el estudio del cerebro... y es que los errores y exageraciones son fuentes de saber y, a veces, elementos de progreso [312].

Muy importante es, a nuestro modo de ver, que Comenge, después de todo, creyera, a la manera de los actuales racionalistas e internalistas, que por encima de toda contingencia existía una lógica que presidía y dirigía el progreso científico y que podía ser descubierta mediante el estudio de la historia de la ciencia:

> Todo siglo procede del anterior y este trabaja para el venidero; toda época mantiene estrechas conexiones con la precedente y desconocer esta cadena equivale a negar a la ciencia el carácter de entidad viviente que prospera, se robustece y fructifica con el trabajo de las generaciones, y en tal evolución, las inteligencias son los átomos y las instituciones los órganos que modifican el medio, es decir, las costumbres y las leyes para que el progreso se realice y aclimate... Ni en los seres, ni en la ciencia se da la generación espontánea. El mismo estudio de la Medicina en el siglo transpuesto, bien claro revela que no fue inclusera ni anárquica, sino hija legítima del

[311] L. Comenge (1974), p. 43.

[312] L. Comenge (1914), p. 33.

saber, caracter, preocupaciones y reformas del siglo XVIII, y también lógica en sus manifestaciones... [313].

> Del conocimiento del ayer deducimos leyes de la evolución, del pensamiento médico y de la vida de la institución, realización parcial de la perfectibilidad de los humanos, que sería un absurdo sin la eficacia de varones ilustres, hechos y doctrinas antecedentes, rectamente apreciados [314].

La visión organicista, que veíamos anteriormente, y este concepto de desarrollo presidido por la lógica, que acabamos de ver, concuerdan perfectamente con el hecho de que Comenge creyera que en los clásicos se encontraban ideas germinales, que se desarrollaban y crecían en siglos posteriores:

> Montaña Monserrat... su *«Libro de la anatomía del hombre, con la declaración del sueño del Marqués de Mondejar»* 1551... merece un crítico que la estudie detenidamente, manifieste las muchas bellezas que atesora y revele los gérmenes y vislumbres de no pocas teorías posteriores [315].

Pero, para concluir este apartado, hay que decir que el modelo que Comenge tenía de esta evolución y del desarrollo de la ciencia médica estaba inspirado básicamente en el que había formulado Augusto Comte:

313 L. Comenge (1914), p. 20.

314 L. Comenge (1908), p. 10.

315 L. Comenge (1908), p. 127.

Con lo cual se aleja el alborear de la Medicina hasta los primeros días de la humanidad, en que fue instintiva, burda y pueril; después supersticiosa, mística, analógica e imaginativa; filosófica experimental más tarde, y así los tanteos, los consejos, las fabulas y los atisbos terapéuticos y vislumbres clínicos se fueron trocando paulatinamente en cuerpo de doctrina, en organismo profesional caritativo y sabio al ingresar en dominios de la historia [316].

11. REVOLUCIONES CIENTÍFICAS

A pesar de su creencia en un progreso generalmente de carácter paulatino, gradual y presidido por la lógica, Comenge afirmó que, en ciertos momentos, se producían grandes revoluciones en la ciencia médica. La primera tuvo lugar en el siglo XVII precedida por importantes movimientos en el siglo XVI:

> ...más al llegar la centuria decimosexta prepárase una mutación merced a la cual en el siglo XVII no quedará piedra sobre piedra, casi, del vetusto edificio del Arte [317].

Las causas de esta revolución las expuso claramente, Comenge:

> Esta capital revolución, no realizada por todos los pueblos en el mismo tiempo y con el mismo ahinco, llevóse a cabo en virtud de tres grandes labores del siglo de Pareo, Colombo y Servet; erudición clásica

[316] L. Comenge (1908), p. 317.

[317] L. Comenge (1908): 107.

dirigida a desautorizar a los árabes, adelanto inusitado, por esplendoroso, de la Anatomía descriptiva, y derrumbamiento de la autoridad médica con la rebeldía de Paracelso [318].

Otra revolución, fundamental también para la medicina, surgió como consecuencia inmediata del uso de uno de los mejores instrumentos para la investigación médica: el microscopio.

Y por fin la aplicación del microscopio a los elementos normales de la que surgió el vislumbre primordial de una clase de estudios que había de producir una revolución sorprendente en la Medicina de sucesivos períodos [319].

12. DISPUTAS CIENTÍFICAS

Comenge consideró que las polémicas o disputas científicas eran unos fenómenos habituales en el desarrollo de la ciencia médica. Como ejemplos enumeró las principales polémicas de finales del siglo XVIII y principios del XIX: el uso del agua para la prevención y curación de enfermedades, la inoculación de las viruelas y la vacuna jenneriana, el empleo de antimoniales y de las sangrías, el uso de la opiata de Masdevall, y, por último, la naturaleza, curación y contagiosidad de la fiebre amarilla. Como puede verse, la gran mayoría de estas polémicas se centraban sobre aspectos de la terapéutica, cosa que subrayaba con toda claridad el propio Comenge:

[318] L. Comenge (1908), p. 107.

[319] L. Comenge (1914), p. 41.

> El punto donde convergen, el campo donde se libran las más ruidosas contiendas profesionales, es la Terapéutica, aplicación, en síntesis, de las ideas generales concernientes a la vida, a la salud, a la enfermedad, a sus causas, a la teoría de la curación, auxiliadas por el conocimiento de los remedios, la suerte de obras de estos y las circunstancias beneficiosas de su administración [320].

13. COMUNICACIÓN CIENTÍFICA

Comenge intuyó la gran importancia que tenía, para el mundo de la ciencia, la comunicación, y alabó abiertamente el siempre fructífero intercambio científico.

> Los médicos libres que aquí vinieron a ejercer el Arte y mejorar su posición, establecieron con los españoles un doble movimiento científico [321].

Según nuestro autor, tres eran los caminos por los que España podía importar o asimilar la ciencia extranjera: el viaje de los españoles al extranjero, la venida de médicos y científicos foráneos y, por último, la importación de libros y revistas científicas [322].

[320] L. Comenge (1914), p. 218.

[321] L. Comenge (1908), p. 27.

[322] L. Comenge (1914), p. 163.

14. RELACIONES POLÍTICA-CIENCIA

Fueron muchas las ocasiones en que, en sus escritos, Comenge mostró bien a las claras su credo político liberal:

> En la Edad Media, por virtud de fueros injustos, los vecinos no podían comprar ni vender libremente alimentos, ropas y animales, medidas cruelísimas que, con la falta de comunicaciones, la inseguridad de los caminos, las gabelas múltiples y las quiebras agrícolas sumían a la plebe en situación, hoy inconcebible, extremada por las varias formas de esclavitud [323].

No puede extrañarnos, pues, que viese en el absolutismo un enemigo de la medicina y, por contra, en las decisiones de los liberales, un gran apoyo a la ciencia de curar:

> Los diputados médicos en las cortes de 1812 y 1821, como los posteriores decenios, tuvieron el feliz y laudable pensamiento de planear una organización sanitaria en consonancia con las necesidades y los adelantos de la ciencia... [324].

> No obstante, las auras de otros países, la derrota del absolutismo y las provechosas lecciones de los repatriados fueron templando el ambiente; la cultura nacional, en general hablando, progresó, sin duda alguna; las heridas nacionales se fueron cicatrizando, cambió la

[323] L. Comenge (1914), p. 315.

[324] L. Comenge (1914), p. 369.

vida del país y se afirmó la existencia nacional gravemente amenazada en las distintas ocasiones [325].

15. PSICOLOGÍA DEL CIENTÍFICO

Ya decíamos, al hablar del método, que Comenge no precisó mucho las operaciones mentales que los científicos realizaban con los datos objetivos obtenidos. Escasos son, así mismo, los párrafos de las obras que comentamos que hagan referencia a la psicología del científico. El más importante es, sin duda, aquel en que Comenge afirmaba su creencia en un determinismo geográfico, mediatizado por las virtudes físicas y psíquicas, de los habitantes, en general, de una región y, en particular, de los científicos que en ella trabajan:

> **Hay en el suelo y en el cielo de los países geográficamente limitados, un conjunto de eficiencias perdurable, una quid ignoto que influye en las criaturas y perpetúa sus condiciones físicas y morales a través de los años, a pesar de conflictos sociales y a despecho de irrupciones y cruzamientos [326].**

16. FACTORES FAVORECEDORES DEL PROGRESO CIENTÍFICO

La paz y el orden eran, para Comenge, condiciones casi indispensables para el cultivo de la ciencia médica:

[325] L. Comenge (1914), p. 364.

[326] L. Comenge (1908), p. 13.

> En las cartas de Silvestre II se habla de sabios catalanes, de libros de aquella época y se da a entender que en este país se gozaba de tranquilidad para el mayor cultivo de las ciencias [327].

> La paz acompañada de prestigio y esplendor, de que gozaron los súbditos de Jaime II en los postreros años de su imperio y durante los días de Alfonso IV el Benigno, regaló a los pueblos adelantados, bienestar y renombre... [328].

> Los Condes de Barcelona que sucedieron al velloso continuaron la conquista, dieron unidad, administración y leyes al país, fomentaron las letras, las ciencias y el comercio [329].

Las universidades, por otro lado, fueron consideradas por nuestro historiador como las instituciones científicas que mayor impulso habían proporcionado a la ciencia médica:

> Recordando ahora la fundación de Estudios, Colegios y Universidades en Mallorca, Huesca, Zaragoza, Valencia y Játiva, veremos que los habitantes de la Corona de Aragón, sus prohombres y monarcas, en aquel período de regeneración científica y de transformación del magisterio, hicieron cuando estuvo en su mano —no menos que los países más adelantados— en bien de la cultura y que trabajaron con laudable obstinación para disponer y

[327] L. Comenge (1908), p. 54.

[328] L. Comenge (1974), 40.

[329] L. Comenge (1908), p. 46.

> aparejar la venida de épocas gloriosas para la ciencia de curar [330].

Los hospitales eran también fundamentales para el desarrollo médico:

> Capital importancia asignamos en la evolución de la Medicina a la creación de nosocomios, positivos y valederos medios docentes e inequivocadas muestras de piedad y de hábitos dulces. En este particular asunto, Cataluña rindió pleitesía a sentimientos levantados y nobles aspiraciones [331].

Muchos otros factores externos contribuían, según Comenge, al progreso científico-médico. Entre ellos destacó la imprenta, el papel, los descubrimientos geográficos y las recompensas sociales y económicas para los médicos:

> Ello es que en tiempos de Almanzor se fundaron y dotaron almarestanes para enfermos, aljamas para los doctos, bibliotecas para los aplicados, premios y sueldos para los médicos y sus ayudantes, y se facilitaba carrera a los pobres... [332].
>
> La ciencia médica con el funcionar de la imprenta, el uso extendido del papel, las Universidades y leyes favorables al prestigio, a la ilustración médica y protectoras de la industria de libros, el descubrimiento de ignoradas tierras, el mejor conocimiento del planeta, el

[330] L. Comenge (1908), p. 61.

[331] L. Comenge (1908), p. 62.

[332] L. Comenge (1908), p. 48.

> estudio del cuerpo humano, la resurrección de las doctrinas hipocráticas y el engrandecimiento de la farmacología son acontecimientos que, radicando en las postrimerias del siglo XV, imprimieron bríos y carácter nuevos al Arte de curar en general [333].

Como hemos visto en esta cita, Comenge pensó que, junto a los factores externos, había otros, internos —el desarrollo de la anatomía, la evolución de la farmacología y, sobre todo, el hipocratismo—, que contribuían, también de forma decisiva, al progreso de la ciencia y la práctica médica. El historiador insistió repetidas veces en que el apoyo en la tradición clásica —fundamentalmente en Hipócrates— era un importante motor para la evolución del conocimiento médico:

> Brilló la Medicina catalana, de inusitada manera, en los siglos XIII y XIV, como dijimos, y sus hombres figuraron a la cabeza de la civilización; el apagado rescoldo de la ciencia greco-latina se aviva y alumbra y constituye un pre-renacimiento médico, merced a la eficacia de la tradición clásica, sostenida por los cristianos y empujada virilmente por los islamistas, a la protección que los magnates dispensaron a la ciencia, a la organización, de la enseñanza, y especialmente a sus hombres [334].

17. FACTORES CONTRARIOS AL PROGRESO CIENTÍFICO

Como en el apartado anterior, podemos dividir, en dos grupos los factores que Comenge consideró contrarios al progreso cientí-

[333] L. Comenge (1908), p. 105.

[334] L. Comenge (1908), p. 66.

fico: los externos y los internos. Entre los primeros, destacó, en primer lugar, las guerras, los disturbios y los excesivos cambios políticos:

> Juegos infantiles semejan no pocos procedimientos y cambios políticos de aquel tiempo; puerilidades, sí, idealizados por hombres, a veces de gran talento e indiscutible patriotismo, pero esclavos de la pasión y acompañados de escenas truculentas, seguidas de zozobra pública, recios baluartes contra la evolución de la cultura y del bienestar del pueblo de nuestra clase [335].

> No era aquella época de agitación e intranquilidad de ánimo, de transición y de penuria, la más adecuada para el fomento de trabajo que pide, por el contrario, abundancia y tranquilidad... [336].

> Lo que sucedió, por desventura, es que otras naciones que acudieron a los mismos caños nutriéronse bien y progresaron luego por su cuenta; no así la malhadada España, sin duda por nuestras constantes desgracias resumidas en las guerras de sucesión, revueltas políticas, luchas civiles, contiendas con naciones formidables, pérdida de nuestro imperio colonial, frecuentes sublevaciones, pobreza, apocamiento científico y suma negligencia de los gobernantes [337].

La visión de Comenge no era, sin embargo, en ningún caso, simplista y esquemática y, así, reconoció que, en ciertas ocasiones, la guerra podía ayudar al intercambio científico, y que incluso,

[335] L. Comenge (1914), p. 363.

[336] L. Comenge (1914), p. 81.

[337] L. Comenge (1908), p. 140.

otros países, como Francia, habían sabido simultanear la guerra y el progreso científico:

> Las guerras de Francia con toda Europa servían en gran parte al comercio científico de los pueblos ganosos de aprender e inclinados a la adopción de nociones y costumbres nuevas... [338].

> Cierto es también que otros pueblos viéronse castigados por múltiples disturbios y quebrantos, pero el íntimo desorden y las contiendas civiles no fueron tan enconadas y pertinaces que sofocaran casi en absoluto su vida intelectual, cual ocurrió en España durante el período que nos ocupa. La misma Francia padeció en el último decenio del siglo XVIII y tres primeros de la centuria siguientes, crisis violentas, guerras exteriores, anarquía, terror, luchas intestinas, invasiones extranjeras, cambios de régimen, angustias económicas con cierre de Escuelas y Academias, deposiciones arbitrarias de maestros, algaradas estudiantiles, persecuciones políticas, purificaciones, acontecimientos motivados por análogas causas y parecidas fechas que en tierra hispana, sólo que allí, en Francia, las heridas cicatrizaban pronto, no agarrotaban la vida científica y en nuestro país, por circunstancias especiales y viejísimos defectos de educación, la primera en resentirse de los males indicados fue la ciencia experimental que requiere preparación, medios, tranquilidad, continuadas y amplias relaciones con el universo [339].

[338] L. Comenge (1914), p. 25.

[339] L. Comenge (1914), p. 52.

El segundo factor externo opuesto a la ciencia fue, según Comenge, la represión absolutista contra los liberales, que, en España, se dio con especial virulencia.

> Durante aquel período crítico en que había de llevarse a cabo la renovación intelectual en España, al compás de lo que ocurría en otras naciones, murieron en el patíbulo o asesinadas por sus opiniones políticas, liberales en su inmensa mayoría, quince mil individuos; veinte mil, por lo menos, fueron las víctimas de las relaciones absolutistas, con cuarenta mil emigrados y veinte mil condenados a presidio, cifras que indican la barbarie de aquellos días y los trastornos sin cuento que llovieron sobre los hogares españoles de los cuales había arrebatado la guerra de la Independencia unos doscientos cuarenta mil seres. Un pueblo sumido en semejantes desgracias, anegado por el infortunio y tan continuo malestar, ¡Qué duda tiene!, había de ofrecer terreno ingrato y condiciones durísimas al florecimiento científico [340].

El tercer factor externo, también opuesto al progreso centífico, lo constituían los valores de la clase médica que rechazaban el trabajo manual y, por tanto, también el experimental:

> Muy decaídos los estudios anatómicos y entretenidos los doctores en pompas y gallardías teórico-médicas era, por entonces, mirada la cirugía con gran menosprecio, y sus estudios como negocio digno de gente de baja estofa y, así, sin darse cuenta de ello, los españoles, por esta causa entre otras, fueron perdiendo su antiguo

[340] L. Comenge (1914), p. 59.

> criterio y convirtiéndose en siervos de vecinos más ilustrados... [341].
>
> Más la corporación médica, casi siempre muy zaguera en medicina científica, más industrial que sabía, antes vendimiadora que laborante, en cuenta de elevarse a las cimas de la observación permaneció terrera, no ilustró al pueblo con sus luces y formó parte, aunque docta, del vulgo analfabeto y apasionado, retrasando así la perfección de las leyes por falta de convicción y de costumbres preparatorias en punto a higiene particular y social [342].

El cuarto factor lo formaban la censura y todo tipo de trabas burocráticas para la publicación de libros:

> Ya en épocas anteriores la censura religiosa y científica impidieron la publicación de obras como la quirúrgica de San German y los tomos de Memorias de la Real Academia de Madrid... Estos lamentables obstáculos, agravados por la lentitud desesperante de los oficinescos trámites y los percances, extravíos y deterioros del acarreo, favorecían a las obras antiguas inspiradas en Galeno y sus secuaces, tanto como perjudicaban al nuevo comercio de ideas. Los efectos de la extremada vigilancia gubernativa, que extendía su mirada inquisidora hasta lo más íntimo de las aulas y de las corporaciones, fue pésimo régimen, contrario al lozano vivir de las ciencias [343].

[341] L. Comenge (1914), p. 121.

[342] L. Comenge (1914), p. 323.

[343] L. Comenge (1914), p. 54.

Comenge pensó, igualmente, que había habido una circunstancia que, especialmente en Cataluña, había retrasado la ciencia. No se atrevió a decir que esta circunstancia era la pérdida de la autonomía, pero sí afirmó que las tensas relaciones entre Cataluña y la administración de la monarquía, que daba un trato preferencial a otras regiones, no favorecieron en nada el cultivo de la ciencia médica catalana:

> Por encima de lo apuntado, algo hay de misterioso o inesplicable para nosotros en la génesis del decaimiento médico-quirúrgico catalán... No sabemos hasta qué grado pudo influir en la situación que con dolor señalamos, la pérdida de la autonomía catalana; nosotros no nos atrevemos a conceder a tal circunstancia significación grande... Los disturbios del tiempo de Juan II, el aislamiento y disgusto de los catalanes, la desviación de la corriente protectora de los soberanos, que se inclinó a las universidades castellanas, el predominio comercial y la tensión de relaciones, cuando no eran sangrientas entre Cataluña y el gobierno de los Austrias pueden, con otras causas generales explicar el decaimiento aludido [344].

El último factor externo adverso que señalaremos fue —siempre según Comenge— la expulsión de judíos y moriscos:

> Las expulsiones de los judios y moriscos que llevaron a otros países luces y actividades, consideramos también indirectas hechos y lamentables para el vigor nacional y agravantes del mal estado de la Medicina, pues dicho tenemos que, en este país, y desde tiempos antiguos hallábanse extendidos los israelitas por villas y ciudades

[344] L. Comenge (1908), pp. 115-116.

prestando auxilios médicos y cultivando con fruto los estudios de la Facultad, a despecho de la antipatía popular, y contribuyendo al cultivo de la Materia médica [345].

Si pasamos ahora a los otros factores, a los que se han denominados internos, hay que decir que Comenge destacó entre ellos, en primer lugar, el afán de generalizar sin suficiente base experimental, acompañado de la existencia de disputas y argumentos poco científicos:

Hallábase la Fisiología en un período de inestabilidad precursor del cambio de aquella ciencia de imaginaria o puramente teórica a experimental, variación retrasada por el desaforado afán de sentar no razonadas generalizaciones y por la borrascosa esterilidad de las disputas entre broussistas y sus contrarios [346].

El segundo factor interno lo constituía el escaso cultivo de las ciencias básicas:

Transcurren los siglos VIII y IX sin que se registren datos que digan relación con nuestro objeto; a bien que en aquella edad, el batallar incesante para formar la nación catalana, el retroceso de las ciencias que nutren la Medicina, la dureza de las costumbres, la miseria y las pestes, el incendio de los archivos y la destrucción de los claustros de donde salían tibios resplandores del antiguo saber, no fueron circunstancias abonadas para conservar la débil cultura latino-goda, cuanto menos

[345] L. Comenge (1908), p. 115.

[346] L. Comenge (1914), p. 179.

> para perfeccionar al Arte de la salud, que sufrió honda herida por la invasión de los africanos [347].

Como último factor interno, Comenge señaló la falta de cultivo de la experimentación, complementada, dicha carencia, con el excesivo peso de la autoridad:

> Inclinarse hacia el ruido, preferir lo llamativo, hablar sobrado de experimentación, de positivismo y más gritar, los más ineptos para experimentar o aquellos que jamás salieron instruidos de un laboratorio; éstos, sin embargo, fueron los sumisos esclavos del magister dixit, que, en España, ya no es un griego sino un francés o un tudesco [348].

Al referirse al atraso médico español del siglo XVII, Comenge, ofreció unas líneas que bien podemos utilizar como síntesis de las causas, internas y externas, que, según él, se oponían al progreso de la ciencia médica:

> El derrumbamiento del poderío y significación política de España, que pasaron a manos de otras naciones, de Francia en particular; las continuadas, dispendiosas y fatales guerras en que estuvimos empeñados durante los siglos XVI y XVII; la incapacidad de los favoritos de los últimos Austrias, su inmoralidad administrativa y olvido en promover empresas beneficiosas para el pueblo; las invasiones francesas en Cataluña, la guerra de sucesión y sublevaciones catalanas, la miseria enorme general, el espíritu aventurero y la holganza en cuestio-

[347] L. Comenge (1908), p. 47.

[348] L. Comenge (1914), pp. VII y VIII.

nes científicas; las pompas universitarias frívolas, la enseñanza de verborrea y memorista, el predominio de la Astrología y sus derivados y errores delirios; la prodigalidad en crear universidades indotadas, de perro chico, motivo de que la mayor parte, si no todas, carecieran de recursos y de suficiente número de alumnos, y de que emplearan, aquellos centros, toda suerte de arbitrios, como la concesión de grados sin estudios ni cátedras, reñidos con la severidad docente, para atraer escolares, ya que las escuelas fueron consideradas como fuentes de ingresos para los municipios; la intervención gremial en las reválidas, la poca afición, que se nota, a beber en los manantiales de la ciencia moderna en tanto que se reimprimian y consultaban sin reposo, muy avanzado el período que estudiamos, libros vetustos y farragosos, con las disposiciones cesaristas contrarias a la importación de cultura, el desfallecimiento en las iniciativas regionales y la pobreza en número y dotación de las cátedras de nuestra facultad comparadas con las de Teología, datos son que explican la sequedad, el desaliño y el atraso del Arte [349].

18. A MODO DE RESUMEN

A modo de resumen final, nosotros podemos decir, respecto a sus supuestos epistemológicos, que Comenge creyó, en primer lugar, que la historia era una ciencia positiva comparable a las ciencias de la naturaleza y que tenía como finalidad, aparte de honrar a los predecesores, trazar con toda precisión y claridad el camino del progreso. En el caso concreto de la historia de la

[349] L. Comenge (1908), pp. 114-115.

medicina, desde una postura historicista, Comenge asumió los rigurosos criterios positivistas e incluso se anticipó metodológicamente a sus contemporáneos. Creyó que la medicina era también una ciencia y, como tal, opuesta a las pseudociencias y a las creencias, las cuales constituían, indudablemente, sus principales enemigos. La ciencia médica, para Comenge, tuvo un origen en el que se imbricaban las creencias y la práctica empírica. Con las experiencias, la observación, la propia evolución de las doctrinas, y el intercambio cultural, estas creencias y prácticas empíricas se convertían en una auténtica ciencia y en una técnica racional. Aunque, en algunas ocasiones, Comenge deploró la ingerencia de los factores sociales en la pureza científica, pensó que en su relato histórico, debía considerar los factores que hoy llamamos externos. Creyó que la medicina, en particular, y el conocimiento, en general, eran como un organismo vivo que tenía herencias del pasado, se alimentaba, se desarrollaba y sufría las inclemencias del medio exterior. Coherente a sus supuestos, Comenge afirmó que el mejor, sino el único, método para hacer progresar el conocimiento médico era el que propugnaban los positivistas, basado en los datos que ofrecían la clínica, las necropsias y, fundamentalmente, los laboratorios. Los aparatos de laboratorio eran unas armas potentísimas para hacer crecer el conocimiento. Su adhesión al determinismo le hizo superar la polémica entre los vitalistas y los materialistas, pero, a diferencia de Claude Bernard y otros deterministas radicales, pensó que la estadística constituía uno de los principales criterios y orientaciones para la práctica y el pensamiento científico. Como consecuencia de todo lo anterior, Comenge fue un decidido partidario de una enseñanza basada en la observación clínica y en la experimentación. Las ciencias auxiliares —la física y la química, fundamentalmente— eran, según él, indispensables para hacer progresar la medicina. La idea que Comenge tenía de dicho progreso era más rica y compleja que las de Hernández Morejón, Chinchilla o Guardia. La comparó a una línea ondulada, pero siempre ascendente, y afirmó, a la manera de los futuros internalistas racionalistas, que existía una lógica que presidía y dirigía el progreso científico. Según Comenge, en los clásicos existían ya ideas germinales que se desarrollaban con el paso del tiempo. Pero, a pesar de esta creencia en un progreso gradual y presidido por la lógica, Comenge pensó que, en ciertos momentos —no muchos—, se producían auténticas revoluciones científicas, como la ocurrida en el siglo XVII o la del XIX, a consecuencia, esta última, del uso generalizado del microscopio. Las disputas científicas eran, a diferencia de las revoluciones, un fenómeno muy habitual en la vida científica y, en medicina, se daban generalmente en el campo de la terapéutica. La comunicación científica se había convertido —aseguró— en un motor fundamental para el progreso científico y las características geográficas tenían, una importante influencia en la psicología de los científicos. Como factores favorables al progreso científico médico, Comenge resaltó la paz y el orden social, las universidades, la invención de la imprenta y el papel, los descubrimientos geográfico, las recompensas sociales y económicas para los médicos y científicos, y el liberalismo político, como factores que hoy denominamos externos, y el desarrollo de la anatomía y de la farmacología, y la tendencia hipocratista, como factores internos. Junto a los factores favorables, Comenge señaló, igualmente, los que consideraba opuestos al progreso de la ciencia médica y que también podemos dividir en externos e internos. Entre los primeros destacó las guerras —aunque reconoció que en algunas raras ocasiones la guerra era compatible con la ciencia e incluso podía favorecer el intercambio científico—, los disturbios, los excesivos cambios políticos, la represión absolutista, los valores de la clase médica, que rechazaban el trabajo experimental, la censura, las trabas burocráticas para la publicación de libros, la expulsión de judios y moriscos, y en el caso concreto de la ciencia médica catalana, la pérdida de autonomía y las malas relaciones de este país con el poder central. De los factores internos subrayó el excesivo afán de generalizar sin suficientemente base experimental, la existencia de disputas con argumentos poco científicos, la falta de cultivo de las ciencias auxiliares, la escasez de investigación experimental y el excesivo peso de la autoridad doctrinal.

Desde/para estos supuestos escribió —creo—, Comenge, sus obras de contenido histórico médico.

VII. EPÍLOGO

Evidentemente no puede ser, éste, un epílogo dedicado a exponer conclusiones generales. En primer lugar, porque los tiempos que corren —del pènsiero débole, de la filosofía de la sospecha— no están para ello, y, en segundo, porque el trabajo realizado —el lector que haya tenido el ánimo de seguirme hasta aquí lo sabe bien— no es más que una mera ordenación, desde esquemas y preguntas actuales, de textos historiográficos ya casi clásicos. Pero, si no es posible sacar conclusiones, si, tal vez, lo sea utilizar el epílogo para poner una advertencia. Advertencia de cuyo contenido —estoy convencido— son conscientes ya la mayoría de lectores. Consiste en aventurar que, quizá, nuestro trabajo no constituye más que una puerta de entrada a un laberinto el cual no sé si tiene forma de —me alegraría— espiral o de —me disgustaría— círculo. Lo digo porque soy perfectamente consciente de que lo expuesto de este libro —los supuestos epistemológicos de cuatro historiadores de la medicina española— requiere una explicación que dé razón del porqué estas ideas habitaron, de forma consciente o inconsciente, los cerebros de nuestros autores. Para encontrarla deberíamos, creo, buscar, con las armas de la propia historia, cuáles fueron las estructuras sociales y culturales de su época, pero esta búsqueda de dichos condicionamientos históricos estaría, a su vez, condicionada por nuestros propios supuestos epistemológicos, los cuales, de nuevo, ¿quién lo duda?, serían fruto de nuestras circunstancias históricas, y así sucesivamente. Es, me temo, un círculo o laberinto tan poco apetecible como inevitable si es que queremos entender mejor las cosas. Sólo deseo que quienes, algún día, decidamos entrar en él podamos ser, allí, Zaid y no Abenjacan el Bojarí.

VIII. BIBLIOGRAFÍA

ACKERKNECHT, E. H. (1957): H. E. Sigerist. *Gesnerus. 14,* 65-68.

ACKERKNECHT, E. H. (1958): Recollections of a former Leipzig student. *J. Hist. Med., 13,* 147-150.

ANTISERI, D. (1973): Epistemología e storiografía della scienza in Karl Popper. *Med, nei Secoli, 10,* (3), 290-350.

AYER, A. J. (1977): (1.ª ed. 1959). *El positivismo lógico.* Madrid, Fondo de Cultura Económica.

BACHELARD, G. (1977): *La formation de l'esprit scientifique.* 10.ª ed., París, Vrin.

BALAGUER PERIGÜELL, E. (1975): La tensión clasificación-monenclatura en la estadística demográfica. *Med. Esp., 74,* 7-12.

BALAGUER PERIGÜELL, E. (1976): Los orígenes de la bibliografía médica. *Med. Esp, 25,* 179-187.

BALAGUER PERIGÜELL, E. (1980): La historia en la medicina. *Real Academia de Medicina de Zaragoza. Conferencias y Comunicaciones.* Vol. XXXIV, p. 100-115.

BALDINI, M. (1974): L'epistemología di Karl R. Popper e la storia della scienza. *Med. nei Secoli, 11,* 155-176.

BARBER, B., HIRSCH, W. (Eds) (1962): *The Sociology of Science.* New-York, The Free Press.

BARBOUR, I. (1980): Paradigms in Science and Religion. En: GUTTING, G. *Paradigms and Revolutions.* Notre Dame, University of Notre Dame Press, pp. 223-243.

BARNES B. (1972): *The Sociology of Science.* London, Penguin.

BARNES B. (1974): *Scientific Knowledge and Sociological Theory.* London, Routledge and Kegan Paul.

BARNES B., SHAPIN, S. (Eds) (1979): *Natural Order: Historical Studies of Scientific Culture.* London, Sage.

BARONE, F. (1983): Metodologia e storiografia della scienza: el neopositivismo ad oggi. En: CAPPELLETTI (Ed.). *Storia del pensiero scientífico.* Roma, Jouvence, pp. 143-158.

BERG-SCHORN, E. (1978): *Henry E. Sigerist (1981-1957). Medizinhistoriker in Leipzig und Baltimore.* Köln, Foschungsstelle des Instituts für Geschichte der Medizin der Univertät.

BERNAL, J. D. (1939): *The Social Function of Science.* London, Routledge.

BERNAL, J. D. (1960): Scientific information and its users. *Aslib Proc., 12,* 432-438.

BESTERMAN, T. (1971): *Los principios de la bibliografía moderna.* Barcelona, Zeus.

BLOOR, D. (1976): *Knowledge and Social Imagery.* Boston, Routledge and Kegan Paul.

BOHME, G. (1977): Models of the Development of Science. En: SPIEGEL-RÖSING, I., DE SOLLA PRICE, D. (Eds) *Science, Technology and Society.* London, Sage, pp. 319-354.

BROOKES, B. C. (1970): The Growth Utility and Obsolence of Scientific Periodical Literature. *J. Doc.* 26, 283-294.

BROWN, H. I. (1983) (1.ª ed. 1977). *La nueva filosofía de la ciencia.* Madrid, Tecnos.

BUJOSA HOMAR, F. (1983a): Hernández Morejón, Antonio. En:. LOPEZ PIÑERO, J. M.ª et al (Drs.). *Diccionario histórico de la ciencia moderna en España.* Barcelona, Península, pp. 446-448.

BUJOSA HOMAR, F. (1983b): Chinchilla y Piqueras, Anastasio. En: LOPEZ PIÑERO, J. M.ª et al (Drs.). *Diccionario histórico de la ciencia moderna en España.* Barcelona, Península, pp. 20-221.

BUJOSA HOMAR, F. (1983c): Comenge y Ferrer, Luis. En: LOPEZ PIÑERO J. M.ª et al (Drs). *Diccionario histórico de la medicina moderna en España.* Barcelona, Península, pp. 246-248.

BUNGE, M. (1977): *La Ciencia, su método y su filosofía.* Buenos Aires. Ediciones Siglo Veinte.

BURTON, R. E., KEBLER, R. W. (1960): The «Half life» of Some Scientific and Technical Literatures. *Amer. Doc., 11,* 18-22.

CARRERAS ARTAU, T. (1952): El menorquín J. M. Guardia (1830-1897). *Estudios sobre médicos-filósofos españoles del siglo XIX.* Barcelona, C.S.I.C. pp. 79-130.

CARRERAS ARTAU, T. (1952): Antonio Hernández Morejón. *Estudios sobre médicos-filósofos españoles del siglo XIX.* Barcelona, CSIC., pp. 33-42.

CARRERAS PANCHON, A. (1984): *Juaquín de Villalba (1752-1807) y los orígenes de la historiografía médica española.* Málaga, Universidad de Málaga.

CHALMERS, A. F. (1984): *¿Qué es esa cosa llamada ciencia?* 2.ª ed., Madrid, Siglo XXI.

CHINCHILLA, A. (1841-1846): *Anales históricos de la medicina en general y biográfico-bibliográfico de la española en particular. Historia de la medicina española.* Vol I, Valencia, Imp. López y Cía, 1841; Vol. II, Valencia, Imprenta de José Mateu Cervera, 1845; Vol. III-IV, Valencia, Imp. de José Mateu Cervera, 1846.

CLAGETT, M. (Ed.) (1962): *Critical Problems in the History of Science.* Madison, Wisconsin, and London; University of Wisconsin Press.

COMENGE, L. (1908): *La Medicina en Cataluña (bosquejo histórico).* Barcelona, Heinrich y Cía.

COMENGE, L. (1914): *La Medicina en el siglo XIX. Apuntes para la historia de la cultura médica en España.* Barcelona, Tip. de José Espasa.

COMENGE y FERRER, L. (1974): (1.ª ed. 1903). *La medicina en el Reino de Aragón. Siglo XIV*. Introducción o índices de J. Riera. Valladolid, Ediciones de la Universidad de Valladolid.

COMTE, A. (1830-1842): *Cours de philosophie positive*. París, Bachalier.

COMTE, A. (1975): *Philosophie des sciences*. París, P.U.F.

DAMEROW, H. (1828-29): *Die Elemente der nächsten Zukunft der Medicin, entwickelt aus der Vergangenheit und Gegenwart*. Berlin, Reimer.

DAREMBERG, C. (1865): *La Médecine. Histoire et doctrines*. París, Didier et Baillière.

DAREMBERG, C. (1870): *Histoire des sciences medicales*. 2 vols. París, J. B. Baillière.

DECHAMBRE, A., LEREBOULLET, L. (Drs) (1864-89). *Dictionaire encyclopédique des sciences medicales*. 100 vols., París.

DE LA PLATA Y MARCOS, M. (1863): Antonio Hernández Morejón. *Estudios biográficos-bibliográficos de la Medicina militar española*. Madrid, pp. 191-274.

DIEPGEN, P. (1938): Zur Geschichte der medizinischen historigraphie. En: *Medicin und Kultur*. Stuttgart, F. Enke, pp. 8-30.

DIEPGEN, P. (1949-1955): *Geschichte der Medizin. Die historische Entwicklung der Heilkunde und des äeztlichen Lebens*. 3 vols., Berlín.

DIEPGEN, P. (1955-56): Karl Sudhoff, Leben und Wirken eines grossen Meisters. *Wiss. 2. Univ. Leipzig (math naturwiss R.), 5*, 23-25.

DOPPELT, G. (1983): Relativism and Recent Pragmatic Conceptions of Scientific Rationality. En: RESCHER, N. *Scientific Explanation and Understanding*. Lanham, University Press of America, pp. 106-142.

EDELSTEIN, L. (1947): Medical Historiography in 1847. *Bull. Hist. Med., 21*, 495-511.

ENGELS, F. (1973-74) (1.ª ed. 1925). Introducción a la dialéctica de la naturaleza. En: MARX, C., ENGELS, F. *Obras escogidas.* Moscú, Ed. Progreso, Vol. III, pp. 39-56.

FALK, L. A. (1958): Medical Sociology: the contributions of Dr. Henry E. Sigerist. *J. Hist. Med.,* 13, 222.

FEYERABEND, P. K. (1982): (1.ª ed. 1970). *Tratado contra el método.* Madrid, Tecnos.

FOWLER (1962): *The development of scientific method.* London.

FREIND, J. (1725-26): *The History of Physick; from the Time of Galen, to the Beginning of the Sixteenth Century.* 2 vols. London, J. Walthoe.

GARCÍA BALLESTER, L. (1975): La contribución española a la historia de la medicina antigua (siglos XIX y XX). *Cuad. Hist. Med. Esp., 14,* 55-86.

GARCÍA BALLESTER, L. (1979): Evolución y problemática de las investigaciones sobre Historia de la Medicina Bajomedieval en España. *Asclepio,* Vol. XXX-XXXI, pp. 121-156.

GARFIELD, E. (1970): Citation indexing, historio-bibliography, and the sociology of science. En: ELLISON DAVIS, K., SWEENEY, W. D. (Eds). *Proceedings of the Third International Congress of Medical Librarianship. Amsterdam, 5-9, May, 1969.* Amsterdam, Excerpta medica, pp. 187-204.

GEORGE ROSEN MEMORIAL ISSUE (1978): *J. Hist. Med., 33/3,* 245-458.

GUARDIA, J. M. (1855): *De medicine ortu apud Graecos progressuque per philosophiam.* París, A. Durand.

GUARDIA, J. M. (1865): *La Médecine a travers les siècles. Histoire, Philosophie.* París, Baillière.

GUARDIA, J. M. (1884): *Histoire de la Medecine d'Hippocrate a Broussais et ses successeurs.* París, O. Doin.

GUARDIA, J. M. (1897): *Le Médecin, étude des moeurs, historique et critique.* París, Pedone.

GUTTING, G. (1980a): Introduction. En : GUTTING, G. (Ed) *Para-*

digms and Revolutions. Notre Dame, University of Notre Dame Press.

GUTTING, G. (Ed) (1980b): *Paradigms and Revolutions.* Notre Dame, University of Notre Dame Press.

HAESER, H. (1875): *Lehrbuch der Geschichte der Medizin und der epidemischen Krankheiten.* 3.ª ed., Jena, Dufft y Ficher.

HALLER, A. von (1774-75): *Biblioteca chirurgica.* 2 vols. Berne, Haller; Basle, Schweighauser.

HALLER, A. von (1774-770): *Biblioteca anatomica.* 2 vols. Zûrich, apud Orell, Gessner, etc.

HALLER, A. von (1774-79): *Biblioteca medicinae practicae.* 4 vols. Berne, Haller.

HAMARNEH, S. (1966): Arabic Historiography as related to the Health professions in Medieval Islam. *Sud. Arch., 50,* 2-24.

HANSON, N. R. (1977) (1.ª ed. 1958): *Patrones de descubrimiento. Observación y explicación.* Madrid, Alianza Editorial.

HEISCHKEL, E. (1944): Die Medizingeschichtsschreibung. En: ARTELT, W. (Ed). *Einfuhrung in die Medizinhistorik.* Stuttgart, F. Enke, pp. 202-237.

HEMPEL, C. G. (1979) (1.ª ed. 1965): *La explicación científica.* Buenos Aires, Paidos.

HEMPEL, C. G. (1980) (1.ª ed. 1966): *Filosofía de la ciencia natural.* Madrid, Alianza Editorial.

HERNÁNDEZ MOREJÓN, A. (1821): *Ensayo de ideología clínica o de los fundamentos filosóficos para la enseñanza de la Medicina y Cirujía.* Madrid, Imp. de Cosme Martínez.

HERNÁNDEZ MOREJÓN, A. (1842-52): *Historia bibliográfica de la Medicina española.* Vols. I-V, Madrid, Vda. de Jordán e hijos, 1842-1847; vol. VI, Madrid, Imp. de la Calle de San Vicente, 1852; vol. VII, ibid, a cargo de José Rodríguez, 1852.

HESSEN, B. (1971) (1.ª ed. 1931). The Social and economic roots of Newton's Principia. En: WERSKEY, P. G. (Ed). *Science at the Crossroads.* London, pp. 149-212.

KAGAN, S. R. (1943): Profesor Max Neuburger. *Bulletin of the History of Medicine, 24,* 423-448.

KELLE, V; MIKULINSKY, S. (1974): Sociology of Science. *Social Sciences, 8,* 78-89.

KUHN, T. (1962): *The Structure of Scientific Revolutions.* Chicago, University of Chicago Press.

KUHN, T. S. (1968): History of Science. En: SILLES, D. L. (Ed). *International Encyclopedia of the Social Sciences.* New-York, MacMillan, vol. 14, 74-83.

KUHN, T. (1972): Scientific Growth: Reflections on Ben-David's «Scientific Role». *Minerva, 10,* pp. 166-178.

KUHN, T. (1975a): Notas sobre Lakatos. En: LAKATOS, I., MUSGRAVE, A. (Ed). *La crítica y el desarrollo del Conocimiento. Actas del coloquio internacional de Filosofía de la Ciencia celebrado en Londres en 1965.* Barcelona, Grijalbo, pp. 511-523.

KUHN, T. (1975b) (1.ª ed. 1970): Lógica del descubrimiento o psicología de la investigación. En: LAKATOS, I.; MUSCRAVE, A. (Ed.). *La crítica y el desarrollo del conocimiento.* Barcelona, Grijalbo, pp. 81-114.

KUHN, T. (1977a) (1.ª ed. 1962): The Historical Structure of Scientific Discovery. En: *The Essential Tension.* Chicago, The University of Chicago Press, 1977, pp. 165-177.

KUHN, T. (1977b) (1.ª ed. 1968): The History of Science. En: *The Essential Tension.* Chicago, The University of Chicago Press, pp. 105-126.

KUHN, T. (1977c) (1.ª ed. 1971): The Relations between History and the History of Science. En: *The esential Tension.* Chicago, The University of Chicago Press, pp. 127-161.

LAÍN ENTRALGO, P. (1944): El escrito «De Prisca medicina» y su valor historiográfico. *Emérita, 12,* 1-28.

LAÍN ENTRALGO, P. (1949): La Historia de la Medicina en los años del Romanticismo. *Medicamenta, 11,* 280-281.

LAÍN ENTRALGO, P. (1971): Mi oficio en el año dos mil. *Rev. Occidente, 35,* nº 103, 48-71.

LAÍN ENTRALGO, P. (1975): La historia de la medicina en el siglo XX. En: LAIN ENTRALGO, P. (Dr). *Historia universal de la medicina. Barcelona:* Salvat, vol. 7, pp. 451-453.

LAKATOS, I. (1975) (1.ª ed. 1970): La falsación y la metodología de los programas de investigación científica. En: LAKATOS, I; MUSGRAVE, A. (Ed). *La crítica en el desarrollo del Conocimiento. Actas del Coloquio Internacional de Filosofía de la Ciencia celebrado en Londres 1965.* Barcelona, Grijalbo, pp. 455-510.

LAKATOS, I. (1982) (1.ª ed. 1972): *Historia de la ciencia y sus reconstrucciones racionales.* Madrid, Tecnos.

LAKATOS, I.; MUSGRAVE, A. (Eds.) (1975) (1.ª ed. 1970): *La crítica y el desarrollo del Conocimiento.* Barcelona, Grijalbo.

LAUDÁN, L. (1968): Theories of Scientific Method from Plato to Mach. *History of Science, 7,* 1-63.

LAUDÁN, L. (1977): *Progress and its Problems: Towards a Theory of Scientific Growth.* Berkeley, University of Californa Press.

LECLERC, D. (1723): *Histoire de la médecine... augmentée d'un plan pour servir a la continuation de cette histoire... jusques au milieu du XVII.* Amsterdam, Aux dépens de la Compagnie.

LECRECQ, R. (1960): *Histoire et avenir de la méthode experimental.* París.

LESKY, E. (1955): Max Neuburguer. *Mem et Bull. Soc. d'Hist. Med., 2,* 41-46.

LESKY, E. (1976) (1.ª ed. 1965): *The Vienna Medical School of the Nineteenth Century.* Baltimore and London, John Hopkins University Press.

LIN, C. K. (1931): *L'origine et la dévelopment de la méthode experimental.* París.

LINE, M. B.; VICKERY, B. C. (1970): The «Half-Life» of Periodical Literature. Apparent and Real Obsolescence. *J. Doc., 26,* 46-54.

LINE, M. B.; SANDISON, A. (1974): Obsolescence and Changes in the Use of Literature with Time. *J. Doc, 30,* 283-350.

LLOPIS, J. M.ª (1976): Doctor Antonio Hernández Morejón historiador médico español. *Rev. Soc. Venez. Hist. Med., 4/10,* 7-31.

LÓPEZ PIÑERO, J. M.ª (1969): La tradición histórico-médica valenciana. *Bol. Soc. Esp. Hist. Med., 9,* 3-8.

LÓPEZ PIÑERO, J. M.ª (1972): *El análisis estadístico y sociométrico de la literatura científica.* Valencia, Centro de Documentación e Información Médica de la Facultad de Medicina.

LÓPEZ PIÑERO, J. M.ª (1976): Pedro Laín Entralgo, historiador de la Medicina. *Asclepio, 18-19,* 25-33.

LÓPEZ PIÑERO, J. M.ª (1981): El estudio histórico de la medicina en la obra de Laín Entralgo. *Dynamis, I,* 231-239.

LÓPEZ PIÑERO, J. M.ª (1984): Los estudios históricosociales sobre la medicina. En: LESKY, E. (Selección). *Medicina Social. Estudios y testimonios históricos.* Madrid, Ministerio de Sanidad y Consumo, pp. 9-30.

LOSEE, J. (1979) (1.ª ed. 1972): *Introducción histórica a la filosofía de la ciencia.* 2.ª ed., Madrid, Alianza Editorial.

MARI BALSELLS, V. J. (1977): Tres historiadores de la medicina española: Villalba, Hernández Morejón y Comenge, e influencia del primero en la obra de los otros dos. *Asclepio, 29,* 167-176.

MC MULLIN, E. (1982): La filosofía de la ciencia y sus reconstrucciones racionales. En: RADNITZKY, G. et al. *Progreso y racionalidad de la ciencia.* Madrid, Alianza Universidad, pp. 201-226.

MAC LEOD, R. (1977): The Social History of Science. En: SPIEGEL-RÖSING, I.; DE SOLLA PRICE, D. (Eds). *Science, Thechnology and Society.* Londres, Sage, pp. 149-195.

MATHIAS, P. (Ed) (1972): *Science and Society 1600-1900.* Cambridge, Cambridge University Press.

MERTON, R. K. (1957): The Sociology of knowledge. En: *Social Theory and Social Structure.* New-York, The Free Press of Glencoe, pp. 456-488.

MERTON, R. K. (1978): (1.ª ed. 1938). *Science, Technology and Society in Seventeenth Century.* New-York, Humanities Press.

MULKAY, M. (1972): *Science and the Sociology of Knowledge.* London, George Allen and Unwin.

MUSGRAVE, A. (1971): Kuhn's Second Thoughts. *British Journal for the Philosophy of Science, 22,* 287-297.

PAGEL, W. (1951): Julius Pagel and the Significance of Medical History for Medicine. *Bulletin of the History of Medicine, 25,* 207-225.

PASSMORE, J. (1983): The Relevance of History to the Philosophy of Science. En: RESCHER, N. (Ed). *Scientific Explanation and Understanding.* Lanham, University Press of America, pp. 83-105.

PESET, V. (1966-67): El Dr. Seguer (1702-1759) y la moderna historiografía médica española. *Asclepio, 18-19,* 261-268.

POPPER, K. (1973): *La miseria del historicismo.* Madrid, Taurus-Alianza.

POPPER, K. (1975) (1.ª ed. 1970): La ciencia normal y sus peligros. En: LAKATOS, I.; MUSGRAVE, A. (Eds). *La crítica y el desarrollo del conocimiento.* Barcelona, Grijalbo, pp. 149-158.

POPPER, K. (1977) (1º ed. 1935): *La lógica de la investigación científica.* Madrid, Tecnos.

POPPER, K. (1982): (1.ª ed. 1972). *Conocimiento objetivo.* Madrid, Tecnos.

PRICE, D. J. S. (1970): Citation Measures of Hard Science, Soft Science, Technology and Nonscience. En: NELSON, C. E.; POLLOCK, D. (Ed). *Communication among Scientist and Enginieers.* Lexington, Head, pp. 3-22.

PUSCHMANN, T. (1879): Die Geschichte der Medizin als akademisches Gegenstad. *Wien. med. Bl., 2,* 1069-1072, 1093-1096.

PUSCHMANN, T. (1889): Die Bedeutung der Geschichte für die Miedizin und die Naturwissenschaften. *Desch. Med. Wshr., 15,* 817-820.

RADNITZKI, G. (1982): De la fundamentación de teorías a la preferencia fundamentada de teorías. Del inductivismo al criticismo de K. R. Popper. En: RADNITSKY et al *Progreso y racionalidad en la ciencia.* Madrid, Alianza Universidad, pp. 283-323.

RADNITZKY, G. (1983): The Science of Man: biological, mental and cultural evolution. En: CAPELLETTI, V. (Ed). *Storia del pensiero scientífico.* Roma, Jouvence, pp. 369-401.

RIERA, J. (1971): Historiografía médica catalana del siglo XIX: dos textos escolares. *Medicina e Historia* (2.ª época) nº 8, Barcelona.

RIERA, J. (1974): Introducción: Luis Comenge y su obra. En: COMENGE L. (1974). *La Medicina en el Reino de Aragón. Siglo XIV.* Introducción e índices por J. Riera. Valladolid, Universidad de Valladolid, pp. 11-37.

RIERA, J. (1975[a]): Luis Comenge y Ferrer (1854-1916) y la historiografía médica catalana. *Medicina e Historia,* nº 37, 7-25.

RIERA, J. (1975[b]): La historiografía Médica I. Desde la antigüedad hasta nuestro siglo. En: LAIN ENTRALGO, P. (Dr). *Historia Universal de la Medicina.,* Barcelona, Salvat, vol. 7, pp. 448-449.

RISSE, G. B. (1969): Historicism in Medical History. Heinrich Damerow's «Philosophical» Historiography in Romantic Germany. *Bulletin of the History of Medicine, 43,* 201-211.

RODRÍGUEZ MÉNDEZ, R. (1917): *Necrología del Dr. Luis Comenge y Ferrer,* Barcelona, Universidad de Barcelona.

ROEMER, M. I. (1958): Sigerist: Internationalist of Social Medicine. *J. Hist. Med., 13,* 229-243.

ROSEN, G. (1958): Toward a Historical Sociology of Medicine: The Endeavor of Henry E. Sigerist. *Bull. Hist. Med., 32,* 500-516.

ROSEN G. (1957): H. E. Sigerist, Social Historian of Medicine. *Science. 126,* 551-552.

RUSELL, B. (1969): *La perspectiva científica.* Barcelona, Ariel.

SALCEDO Y GINESTAL, E. (1904): *El Dr. Chinchilla. Estudio biográfico y crítico.* Madrid, Tip. Angel B. Velasco.

SÁNCHEZ GRANJEL, L. (1956): The present situation of medical historiography in Spain. *Indian J. Hist. Med., 1/2,* 47-48.

SÁNCHEZ GRANJEL, L. (1963): Historia de la historiografía médica española. (Discurso de clausura). *Actas del 1er Congreso Español de Historia de la Medicina.* Madrid, 23-30.

SÁNCHEZ GRANGEL, L. (1973): Orígenes de la historiografía médica española. *Asclepio, 25,* 21-30.

SÁNCHEZ GRANGEL, L. (1977a): *Literatura histórico-médica española de postguerra (1940-1975).* Salamanca, Instituto de Historia de la Medicina Española.

SÁNCHEZ GRANGEL, L. (1977b): Villalba, Hernández Morejón, Chinchilla. *Medicina e Historia,* 2.ª época fasc. 72.

SÁNCHEZ GRANGEL, L. (1981): Conocimiento histórico de la medicina española. En: *La Medicina Española Antigua y Medieval.* Salamanca, Ediciones Universidad, pp. 13-26.

SARTON, G. (1935): The History of Science versus the History of Medicine. *Isis, 23,* 313-320.

SCIENCE AT THE CROSS ROADS (1931): Papers presented to the International Congress of the History of Science and Technology held in London from June 29th to Juli 3rd 1931 by the Delegates of the USSR. London, Kniga. 2 ed. (1971). London, Cass.

SHAPERE, D. (1964): The Structure of Scientific Revolution. *Philosophical Review, 73,* 383-394.

SIGERIST, H. E. (1936): The History of Medicine and the History of Science. *Bulletin of the Institute of the History of Medicine, 4,* 1-13.

SIGERIST, H. E. (1938a): Karl Sudhoff, the man and the historian. *Bulletin of the Institute of the History of Medicine, 2,* 3-6.

SIGERIST, H. E. (1938[b]): Karl Sudhoff, the medievalist. *Bulletin of the Institute of the History of Medicine, 2,* 22-25.

SIGERIST, H. E. (1940): The Social History of Medicine. *Western Journal of Surgery, Obstetrics and Gynecology, 48,* 715-722.

SIGERIST, H. E. (1951): On the 100th Anniversary of Julius Pagel's Birth. *Bulletin of the History of Medicine, 25,* 203-206.

SINGER, C. (1928): *A Short History of Medicine.* Oxford, Claredon Press.

SINGER, C. (1962): *A Short History of Medicine.* Edit C. A. UNDERWOOD, Oxford, Claredon Press.

SMITH, L. (1985): Problems and Progress in the Philosophy of Science: an Essay Review. *Journal of the History of the Behavioral Sciences, XXI,* 208-216.

SHRYOCK, R. H. (1979) (1.ª ed. 1936): *The Development of Modern Medicine. An Interpretation of the Social and Scientific Factors Involved.* Madison University of Wisconsin Press.

SPRENGEL, K. (1792-1803): *Versuch einer pragmatischen Geschichte der Arzneikunde.* 5 vols., Halle, Gebauer.

TEICH, M; YOUNG, R. M. (Eds.) (1973): *Changing Perspectives in the History of Science. Essays in Honour of Joseph Needham.* London, Heinemann.

TEMKIN, O. (1958a). Henry E. Sigerist and aspects of medical historiography. *Bull. Hist. Med., 32,* 465-499.

TEMKIN, O; TEMKIN, C. L. (1958b). Wunderlich versus Haeser: a Controversy over Medical History. *Bull. Hist. Med., 32,* 97-104.

TEMKIN, O (1966): Wunderlich, Shelling and the History of Medicine. *Gesnerus, 23,* 188-195.

TERRADA, M. L., (1983): *La documentación médica como disciplina.* Valencia, Centro de Documentación e Informática Biomédica. Universidad de Valencia.

TOULMIN, S. (1967) Neuroscience and human understanding. En:

QUARTON, L. (Ed). *The Neurosciences* New York, Rockefeller U.P. pp. 822-832.

ULECIA, R. (1903): L'enseignement de l'Histoire de la Médicine en Spagne. *Janus,* VII, 33-34.

URBACH, P. (1982): La promisoriedad objetiva de un programa de investigación. En: RADNITZKY et al. *Progreso y racionalidad en la ciencia.* Madrid, Alianza Universidad, pp. 95-107.

WEBSTER, C. (1983): The historiography of medicine. En: CORSI, P.; WEINDLING, P. *Information Sources in the History of Science and Medicine.* London, Butterworth Scientific, pp. 29-43.

WOLKOW, G. N. (1969): Der Wandel in der sozialen Orientierung der Wissenschaft. *Sowjetwissenschaft* 2. Halbjahr, pp. 709-720.

WHEWELL, W. (1860). *Philosophy of discovery.* London.

WUNDERLICH, C. A. (1859): *Geschichte der Medicin. Vorlesungen gehalten zu Leipzig.* Stuttgart, Ebner und Seubert.

ÍNDICE ONOMÁSTICO